Bipolar affektive Störungen

von Martin Hautzinger
und Thomas D. Meyer

HOGREFE GÖTTINGEN · BERN · WIEN · PARIS · OXFORD · PRAG · TORONTO
CAMBRIDGE, MA · AMSTERDAM · KOPENHAGEN · STOCKHOLM

Prof. Dr. Martin Hautzinger, geb. 1950. 1971–1976 Studium der Psychologie in Bochum und Berlin. 1980 Promotion. 1981–1983 Assistent Professor am Department of Psychology der University of Oregon, Eugene, USA. 1984–1989 Hochschulassistent für Klinische und Differentielle Psychologie an der Universität Konstanz. 1987 Habilitation. 1990–1996 Professor für Klinische Psychologie am Psychologischen Institut der Universität Mainz. Seit Oktober 1996 Ordinarius für Psychologie und Leiter der Abteilung Klinische Psychologie und Psychotherapie am Psychologischen Institut der Universität Tübingen.

Prof. Dr. Thomas D. Meyer, geb. 1968. 1987–1993 Studium der Psychologie in Mainz. 1997 Promotion. 1997–2006 wissenschaftlicher Assistent in der Abteilung Klinische Psychologie und Psychotherapie am Psychologischen Institut der Universität Tübingen. 1999 Psychologischer Psychotherapeut. 2003 Habilitation. 2006 apl. Professor an der Universität Tübingen. Seit 2006 Senior Lecturer in Clinical Psychology an der Newcastle University, Großbritannien.

Wichtiger Hinweis: Der Verlag hat für die Wiedergabe aller in diesem Buch enthaltenen Informationen (Programme, Verfahren, Mengen, Dosierungen, Applikationen etc.) mit Autoren bzw. Herausgebern große Mühe darauf verwandt, diese Angaben genau entsprechend dem Wissensstand bei Fertigstellung des Werkes abzudrucken. Trotz sorgfältiger Manuskriptherstellung und Korrektur des Satzes können Fehler nicht ganz ausgeschlossen werden. Autoren bzw. Herausgeber und Verlag übernehmen infolgedessen keine Verantwortung und keine daraus folgende oder sonstige Haftung, die auf irgendeine Art aus der Benutzung der in dem Werk enthaltenen Informationen oder Teilen davon entsteht. Geschützte Warennamen (Warenzeichen) werden nicht besonders kenntlich gemacht. Aus dem Fehlen eines solchen Hinweises kann also nicht geschlossen werden, dass es sich um einen freien Warennamen handele.

Bibliografische Information der Deutschen Nationalbibliothek

Die Deutsche Nationalbibliothek verzeichnet diese Publikation in der Deutschen Nationalbibliografie; detaillierte bibliografische Daten sind im Internet über http://dnb.d-nb.de abrufbar.

© 2011 Hogrefe Verlag GmbH & Co. KG
Göttingen · Bern · Wien · Paris · Oxford · Prag · Toronto
Cambridge, MA · Amsterdam · Kopenhagen · Stockholm

http://www.hogrefe.de
Aktuelle Informationen · Weitere Titel zum Thema · Ergänzende Materialien

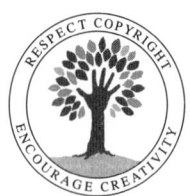

Das Werk einschließlich aller seiner Teile ist urheberrechtlich geschützt. Jede Verwertung außerhalb der engen Grenzen des Urheberrechtsgesetzes ist ohne Zustimmung des Verlags unzulässig und strafbar. Das gilt insbesondere für Vervielfältigungen, Übersetzungen, Mikroverfilmungen und die Einspeicherung und Verarbeitung in elektronischen Systemen.

Satz: ARThür Grafik-Design & Kunst, Weimar
Druck: AZ Druck und Datentechnik, Kempten
Printed in Germany
Auf säurefreiem Papier gedruckt

ISBN 978-3-8017-2146-6

Inhaltsverzeichnis

1	**Symptomatik der bipolar affektiven Störungen**	1
1.1	Beschreibung und Erscheinungsbild	2
1.2	Diagnose und Differenzialdiagnose	4
1.2.1	Diagnosekriterien	7
1.2.2	Differenzialdiagnostische Überlegungen	10
1.2.2.1	Abgenzung zur Schizophrenie und zum Wahn	10
1.2.2.2	Abgrenzung zu Persönlichkeitsstörungen	11
1.3	Komorbiditäten	13
1.4	Epidemiologie	15
1.5	Verlauf und Prognose	16
1.6	Suizidalität	19
2	**Störungswissen und Störungsmodelle**	19
2.1	Genetik	22
2.2	Neurobiologie	22
2.3	Neuropsychologie	24
2.4	Verhaltensaktivierung	26
2.5	Biorhythmus und soziale Zeitgeber	27
2.6	Temperament und Persönlichkeit	28
2.7	Kognitionen und Informationsverarbeitung	29
2.8	Mehrfaktorielle (Diathese-Stress-)Modelle	31
3	**Diagnostischer Prozess und relevante Instrumente**	33
3.1	Verfahren zur Vorauswahl (Screening)	33
3.2	Interviews zur syndromalen Diagnostik	35
3.3	Akute Symptomatik	35
3.3.1	Selbstbeurteilungsinstrumente	35
3.3.2	Fremdbeurteilungsinstrumente	37
3.4	Therapiebezogene Diagnostik und praktische Empfehlungen	39
4	**Psychotherapie und Rückfallprophylaxe**	41
4.1	Psychopharmka in Akutbehandlung und Phasenprophylaxe	41
4.2	Psychoedukation	42
4.3	Formen evidenzbasierter Psychotherapie mit bipolaren Patienten	46

4.3.1	Familien Fokussierte-Therapie (FFT)	46
4.3.2	Interpersonelle und Soziale Rhythmus-Therapie (IPSRT)	47
4.3.3	Kognitive Verhaltenstherapie (KVT)	48
4.4	Besonderheiten einer Psychotherapie bei bipolar affektiven Störungen	49
4.5	Vorgehen und Elemente einer wirksamen Psychotherapie	51
4.5.1	Motivation, Psychoedukation und Selbstbeobachtung	52
4.5.2	Selbstbeobachtung, Normalität und Warnsignale	54
4.5.3	Alltagsstruktur, Aktivitäten und Kognitionen	57
4.5.4	Problembewältigung, Achtsamkeit und interpersonelle Kompetenzen erwerben	62
4.5.5	Notfallplanung und Krisenmanagement	72
5	**Psychotherapieforschung bei bipolar affektiven Störungen**	**75**
6	**Weiterführende Literatur**	78
7	**Literatur**	78
8	**Anhang**	82
	Young Mania Rating Scale (YMRS)	82
	Arbeitsblatt: „Was ist, wenn …"	84
	Arbeitsblatt: Wochenplan zur Alltagsgestaltung und zum Aufbau angenehmer Tätigkeiten	85
	Arbeitsblatt: Besser planen	86

Karten:
Stimmungstagebuch (STB)

1 Symptomatik der bipolar affektiven Störungen

Affektive Störungen lassen sich in uni- bzw. monopolar verlaufende Depressionen und manisch-depressive Störungen unterteilen. Der Hauptunterschied zwischen unipolaren und bipolaren Störungen ist die Abwesenheit bzw. das Vorliegen von Phasen maniformer Symptomatik. Obwohl manche Patienten mit bipolaren Störungen ausschließlich Manien erleben, dominieren depressive Episoden im Verlauf bipolarer affektiver Störungen.

Phasen maniformer und depressiver Symptomatik

Historisches Beispiel:

Robert Schumann (1810–1856), ein weltberühmter Komponist und Dirigent sagt über sich: „…, *dass ich mich oft sehr wohl fühle, aber noch viel öfter zum Erschießen melancholisch …*" und erfindet in seinen Tagebüchern die selbstbeschreibenden Figuren „Florestan" (entschieden, aktiv, impulsiv) und „Eusebius" (melancholisch, ängstlich, selbstzweifelnd). In der Familie sind Depressionen (Vater, Schwester, Sohn) und Impulsivität (Mutter, Sohn), Suizide (Schwester) und Drogenprobleme (Sohn, er selbst) sowie zahlreiche belastende Lebensereignisse (Tod des Vaters mit 14, Tod der Schwägerin mit 19, Tod des Bruders, Tod eines Sohnes, Verweigerung der Heirat der ersten Geliebten, Lähmung der rechten Hand, Mobbing im Beruf, Arbeitsplatz- und Wohnortwechsel) bekannt. Ergänzt wird diese Geschichte durch die begabte und beliebte Ehefrau (Pianistin), die zu allem Übel in der damaligen Zeit viel erfolgreicher war als er. Ihr wird außerdem ein nie belegtes Liebesverhältnis zu einem ebenfalls weltberühmten Komponisten und Hausfreund der Familie Schumann nachgesagt.

Robert Schumanns Krankheit begann mit allmählich sich steigernder depressiver Symptomatik im Alter von 14 Jahren. Mit 19 Jahren sind eine erste und mit 23 Jahren eine zweite depressive Episode belegt. Mit 24 Jahren ist eine erste hypomanische, über ein Jahr anhaltende Episode und gesteigerte Produktivität bekannt. Mit 28 Jahren erlitt er dann eine dritte depressive Episode mit tiefer Schaffenskrise. Mit 30 Jahren tritt eine zweite, länger anhaltende hypomanische Phase auf. Mit 34 Jahren und erneut mit 44 Jahren sind (vierte und fünfte) schwere depressive Episoden, z. T. mit psychotischen Symptomen und ein Suizidversuch belegt. Dazwischen, im Alter von 39 Jahren, lässt sich eine (hypo-)manische Episode nachweisen. Die verschiedenen Erkrankungsepisoden sind unterbrochen durch Phasen mit Normalbefinden, das jedoch von Impulsivität, Reizbarkeit, Ängstlichkeit und Empfindlichkeit gekennzeichnet ist.

1.1 Beschreibung und Erscheinungsbild

„Depressionen" sind gekennzeichnet durch niedergeschlagene, dysphorische Stimmung gepaart mit Antriebslosigkeit, Interessenverlust, Veränderungen im Appetit, Schlaf- und Konzentrationsvermögen. Dies geht einher mit Selbstwertproblemen bis hin zu Überzeugungen der Wertlosigkeit, Schuld und tiefer Hoffnungslosigkeit, was dann oft in Suizidgedanken und Suizidhandlungen gipfelt.

Antriebssteigerung, gehobene Stimmung, gesteigertes Selbstwertgefühl

„Manien" bzw. maniforme Störungen fallen dadurch auf, dass der Antrieb und das Aktivitätsniveau gesteigert sind, viele Pläne gemacht werden, hohe und weitreichende Ziele formuliert werden. Dies geht einher mit einer deutlich gehobenen, ja euphorischen Stimmung. In manchen Fällen ist die Stimmung jedoch eher reizbar, ärgerlich und ungeduldig. Als typisch wird zudem ein gesteigertes Selbstwertgefühl angesehen, das bis zu grandiosen Wahnvorstellungen expandieren kann. Ein verringertes Schlafbedürfnis wird ebenfalls sehr oft berichtet. Diese Menschen sind nach 4 bis 5 Stunden Schlaf bereits ausgeruht und fit, obwohl dieselbe Person sonst meist 7 bis 8 Stunden Schlaf zur Erholung benötigt. Manche Betroffene schlafen auch so gut wie gar nicht mehr, was dann oft sehr schnell zum physischen und psychischen (psychotischen) Zusammenbruch führt.

Wenn man einer Person gegenüber sitzt, die von depressiven Symptomen berichtet, erlaubt dies noch keine Aussage darüber, um welche Form der affektiven Störung es sich handelt. Erst wenn Hinweise auf maniforme Episoden, also Phasen mit manischen oder hypomanen oder auch gemischten Symptomen vorliegen bzw. fehlen, lässt sich entscheiden, ob die affektive Störung eine unipolare Depression oder eine bipolare affektive Störung ist.

Beispiel:

Eine Patientin, Mutter von zwei Kindern berichtete zum Beispiel: „Wenn alles beginnt, fühle ich mich gut, bin nicht mehr so schüchtern und gehe von mir aus auf Leute (z. B. bei Partys oder Elternabenden) zu. Das erleben die anderen, selbst mein Mann als positiv. Ich bin nicht mehr so darauf aus, den Haushalt zu schaffen und alles richtig zu machen. Ich fühle mich frei von all den Lasten auf meinen Schultern. Ich will ins Kino oder Theater gehen, ich möchte Wochenendausflüge machen. Alles erscheint so leicht und lebendig. Dieser gute Zustand kann Wochen anhalten. Alles wird dann jedoch zur Katastrophe, wenn ich gar keinen Schlaf mehr brauche. Dann bin ich nicht mehr ich selbst. Ich werde zur „Mutter Gottes" oder zu „Harry Potter" und muss meine Kinder vor dem Teufel oder „Voldemort" schützen. Das letzte Mal wollte ich mit meinen Kindern zum Bahnhof und nach dem Bahnsteig suchen, der uns – wie in den Büchern von Rowling – ins sichere Hogwarth bringen sollte. Das war mitten in der Nacht, meine Kinder bekamen Angst vor mir, sie verstanden mich nicht. Zum Glück hat mich mein Mann davon abgehalten und mich in die Klinik gebracht."

Bei dieser Beispiel-Patientin liegt eindeutig eine „Manie mit psychotischen Merkmalen" vor. Wobei dies nicht unbedingt typisch ist. Sich für Jesus, Napoleon oder die Mutter Gottes zu halten, ist kein notwendiges Kriterium für eine Manie. Entscheidend ist, dass die Konsequenzen, die sich aus der Symptomatik ergeben, für die Person bzw. die Familie deutlich negativ und für andere meist unmittelbar ersichtlich negativ sind. Etwa ungezügeltes Einkaufen bis hin zum finanziellen Ruin, hoch riskante geschäftliche bzw. berufliche Entscheidungen (z. B. spontane Kündigung eines Arbeitsverhältnisses) oder auch ungeschützte bzw. gesteigerte sexuelle Kontakte, eventuell mit verschiedenen Partnern. Negative Folgen des eigenen Verhaltens werden nicht mehr berücksichtigt, ignoriert oder falsch eingeschätzt. So sind Menschen mit einer bipolar affektiven Störung gehäuft unter der Personengruppe zu finden, die Verkehrsdelikte unter Alkohol- bzw. Drogeneinfluss begehen.

Während eine Manie durch das „grenzüberschreitende Verhalten" auch für Außenstehende leicht erkennbar ist, wird eine Hypomanie oft nur von Angehörigen und engeren Freunden als „abnorm" und untypisch für die jeweilige Person wahrgenommen. Er oder sie zeigt Verhaltensweisen, die enge Vertraute als „untypisch" erleben. Das vorherige Beispiel zeigt dies, denn bevor die Patientin manisch wurde, ging sie in einem hypomanen Zustand im vertrauten Kontext (z. B. Elternabend in der Schule) auf andere zu, beteiligte sich von sich aus an Gesprächen oder wollte kulturell aktiver sein. Dies entspricht nicht dem, was ihre Eltern oder ihr Ehemann als ihr typisches Verhalten beschreiben würden, auch wenn Dritte dies nicht unbedingt als auffällig bewerten würden.

Hypomane Phasen oft nur von Angehörigen und engen Vertrauten bemerkt

Beispiel:

Herr M. (25 Jahre) wurde von seiner Partnerin und seinen Freunden als „zuverlässiger und umgänglicher Typ" beschrieben, „wenn er nicht seine Phasen hat". Das Wort „Phasen" war dabei nicht im klinischen Sinn gemeint, sondern bezeichnete einfach nur einen Zeitraum von einigen Tagen bis einer Woche, in denen Herr M. aus Sicht seiner Partnerin und Freunde zu einem „selbstbezogenen Kotzbrocken mutierte". Sie führten dies meistens auf vermehrten Stress im Studium und in seinem Job als wissenschaftliche Hilfskraft zurück, da er in diesen Zeiten vermehrt an der Universität arbeitete und oft bis spät abends Überstunden machte. Wenn er mit ihnen dann am Wochenende unterwegs war, wirkte er ständig auf dem Sprung, amüsierte sich gern auf Kosten anderer (z. B. in Witzen, Seitenhieben), flirtete aus Spaß mit anderen Frauen und manchmal auch Männern und war in Unterhaltungen sehr selbstbezogen und bewertend. Alle wussten, dass Herr M. seit seiner Jugend schon mindestens zwei- oder dreimal eine Depression hatte, aber dass diese kaum erträglichen Phasen, hypomane Phasen sind und es sich klinisch bei Herrn M. um eine Bipolar-II-Störung handelt, hatte niemand in Betracht gezogen.

1.2 Diagnose und Differenzialdiagnose

Unterscheidung unipolare und bipolare affektive Störungen gut belegt

Der Hauptunterschied zwischen unipolaren und bipolaren affektiven Störungen liegt in der Abwesenheit bzw. dem Vorliegen von Phasen maniformer Symptomatik. Obwohl Depressionen im Verlauf bipolar affektiver Störungen hinsichtlich Häufigkeit und Dauer dominieren (z. B. Judd et al., 2002), wird im Folgenden primär auf die Diagnostik manifomer Zustände eingegangen. Hinsichtlich der Diagnostik depressiver Symptome und depressiver Episoden wird auf Hautzinger (2010) und Hautzinger und Meyer (2002) verwiesen.

Atypische depressive Symptome sind Appetitsteigerung, emotionale Reagibilität

Wie bereits erwähnt, ist bei bipolar affektiven Störungen die erste Krankheitsepisode nur in 50 % der Fälle maniform und erlaubt somit eine unmittelbare Diagnose einer bipolaren Störung (Goodwin & Jamison, 2007). Wenn die erste Episode eine Depression ist, kann es sich um eine einzelne depressive Phase, um den Beginn einer rezidivierenden unipolaren Depression oder um die Erstmanifestation einer bipolar affektiven Störung handeln. Deswegen wird nach Indikatoren gesucht, die eine zuverlässige Unterscheidung in unipolare Depressionen und bipolare Störungen erlauben. Oft wird berichtet, dass sog. „atypische depressive Symptome" für bipolare Störungen typisch seien. Dazu zählen u. a. vermehrter Appetit, emotionale Reagibilität und interpersonelle Sensitivität.

Außerdem wird immer wieder hervorgehoben, dass Depression im Rahmen bipolarer Verläufe von der Empfindung her abrupter beginnen, während Depressionen im Rahmen einer unipolaren Störung sich langsamer entwickelt und allmählich intensivieren.

> **Merke:**
>
> Als Indiaktoren für die Differenzierung zwischen unipolaren Depressionen und Depressionen im Rahmen einer bipolar affektiven Störung gelten folgende Symptome (Depue & Monroe, 1978):
> - *Schlafstörungen:* Ein- und Durchschlafstörungen und frühmorgendliches Erwachen werden häufiger von Patienten mit unipolaren Depressionen berichtet, während vermehrter Schlaf und vermehrtes Schlafbedürfnis eher Depressionen im Rahmen einer bipolar affektiven Störung kennzeichnen.
> - *Psychomotorik:* Hierbei geht es um spontane oder bewusst herbeigeführte zielgerichtete motorische Tätigkeiten, wobei zwischen psychomotorischer Unruhe (Agitiertheit) und psychomotorischer Verlangsamung (Hemmung) unterschieden wird. Anzeichen für psychomotorische Unruhe sind z. B. wenn jemand nicht still sitzen kann bzw. im Extremfall ständig auf und ab gehen muss. Psychomotorische Verlangsamung zeigt sich z. B. in Form von verzögerten Reaktionen, einer verlangsamten Sprache und insgesamt langsameren Bewegungen. Unipolare Depressionen gehen verstärkt mit Unruhe einher, die oft auch nur unterschwellig als innere Unruhe berichtet wird. Bei Depressionen im Rahmen einer bipolar affektiven Störung steht oft die Verlangsamung und Verhaltenshemmung im Vordergrund.
> - *Appetit:* Appetitmangel und reduzierte Nahrungsaufnahme (Gewichtsverlust) gelten als typisch für unipolare Depressionen, während bei Depressionen im Rahmen einer bipolar affektiven Störung oft vermehrter Appetit und gesteigerte Nahrungsaufnahme berichtet werden.

Obwohl klinische Erfahrungen diese Unterschiede zu bestätigen scheinen, sind die empirischen Belege nicht überzeugend und die Unterschiede zwischen unipolaren und bipolaren Depressionen nicht so ausgeprägt, dass sie ohne genaue Anamnese der Krankengeschichte eine Differenzialdiagnose erlauben.

Differenzierung gelingt anhand von Schlafstörungen, Motorik, Appetit

Aufgrund der Struktur der diagnostischen Klassifikationssysteme ist das Vorliegen einer maniformen Symptomatik für die Diagnose einer bipolaren Störung entscheidend. In Tabelle 1 sind die entsprechenden Kriterien aufgeführt, die nach ICD-10 die Diagnose einer *manischen Episode* rechtfertigen. Man spricht dann von einer manischen Episode, wenn eine länger andauernde, gehobene, expansive *oder* gereizte Stimmung vorliegt, die mit zusätzlichen Symptomen, wie z. B. Selbstüberschätzung, reduziertem Schlafbedürfnis oder verringerten sozialen Hemmungen, einhergeht. Unabhängig davon, ob in der Manie auch psychotische Symptome vorliegen, muss eine deutliche Beeinträchtigung der Leistungsfähigkeit im Alltag erkennbar sein, damit von einer Manie gesprochen werden darf.

Die Grenzziehung zwischen gesund und krank kann schwierig sein, aber auch wenn keine massive Beeinträchtigung der Funktionsfähigkeit vorhan-

Tabelle 1: Kriterien für eine manische Episode nach ICD-10

Stimmung	Situationsinadäquate gehobene Stimmung zwischen sorgloser Heiterkeit und fast unkontrollierbarer Erregung
Dauer	Mindestens 1 Woche
Anzahl erforderlicher Symptome	1. Selbstüberschätzung oder Größenideen 2. Vermindertes Schlafbedürfnis 3. Vermehrter Antrieb und Überaktivität 4. Rededrang 5. Starke Ablenkbarkeit 6. Tollkühnes oder leichtsinniges Verhalten, dessen Risiken nicht beachtet werden (z. B. überspannte, undurchführbare Projekte zu beginnen; viel Geld ausgeben) 7. Übertriebener Optimismus 8. Wahrnehmungsstörungen (Farben, Hyperakusis) 9. Verlust sozialer Hemmungen
Art der psychosozialen Beeinträchtigung	Veränderung in der Lebensführung mit schweren Beeinträchtigungen
Ausschlusskriterien	Nicht substanzinduziert oder nicht durch einen allgemeinen medizinischen Krankheitsfaktor bzw. nicht organisch bedingt

Grenze zwischen gesund und krank bei hypomanischen Phasen oft schwierig

den ist, kann es sich um eine relevante affektive Episode handeln. In diesem Fall spricht man von einer *hypomanischen Phase*. In Tabelle 2 sind die Kriterien für diese leichter ausgeprägte Variante einer Manie aufgelistet. Wenn man diese mit denen für eine manische Episode vergleicht, wird direkt ersichtlich, dass sich in den Formulierungen beider Zustände Unterschiede finden, die auf Unterschiede in der Intensität der Symptome hinweisen (z. B. Verlust sozialer Hemmungen versus übermäßige Vertrautheit).

Ein entscheidendes und hilfreiches Differenzierungskriterium ist, dass eine hypomane Episode nur diagnostiziert werden darf, wenn die Veränderungen im Verhalten auch für Dritte beobachtbar sind. Es muss also eine erkennbare Abweichung vom typischen Verhaltensmuster einer Person vorliegen. Dieses Kriterium hilft vor allem eine Entscheidung darüber zu fällen, ob es lediglich um eine „gute Stimmung" oder um eine hypomane Episode handelt.

Gemischte (auch atypische) Episoden zeigen zeitgleich bzw. im raschen Wechsel depressive und maniforme Symptome

Die sogenannten *gemischten affektiven Episoden* stellen einen besonderen Fall dar und werden oft nicht hinreichend beachtet. Es gibt hierfür in den Diagnosesystemen keine spezifischen Symptome, sondern sie werden als Mischform maniformer und depressiver Symptome verstanden. Es wird dann eine gemischte affektive Episode diagnostiziert, wenn die Betroffenen *gleichzeitig* sowohl Anzeichen für depressive als auch für (hypo-)manische Episoden zeigen oder die Symptome in schnellem, z. T. stunden-

Tabelle 2: Kriterien für eine hypomanische Episode nach ICD-10

Begriff	Hypomanische Episode
Stimmung	Abgrenzbare Periode mit deutlich gehobener oder gereizter Stimmung
Dauer	Mindestens einige Tage
Anzahl erforderlicher Symptome	Mindestens einige weitere Symptome
Symptome	1. Selbstüberschätzung 2. Vermindertes Schlafbedürfnis 3. Gesteigerter Antrieb bzw. Aktivität oder motorische Ruhelosigkeit 4. Gesteigerte Gesprächigkeit 5. Auffallendes Gefühl von Wohlbefinden und körperlich-seelischer Leistungsfähigkeit 6. Gesteigerte Geselligkeit 7. Übermäßige Vertrautheit 8. Gesteigerte Libido 9. Flegelhaftes Verhalten
Art der psychosozialen Beeinträchtigung	Veränderung in der Lebensführung mit leichten Beeinträchtigungen
Ausschlusskriterien	Keine Manie und Zyklothymie, keine psychotischen Symptome, nicht substanzinduziert oder nicht durch einen allgemeinen medizinischen Krankheitsfaktor bzw. nicht organisch bedingt

weisen Wechsel aufeinanderfolgen (z. B. Depressivität gepaart mit Reizbarkeit, Ruhelosigkeit, fehlendem Schlafbedürfnis und Suizidalität). In der ICD-10 wird dabei als Zeitkriterium definiert, dass eine solche gemischte Symptomatik mindestens 2 Wochen vorliegen muss.

Die Häufigkeit solcher gemischter Episoden hängt stark von der zugrunde gelegten Definition ab. Wenn man sehr konservative Kriterien, wie z. B. in der ICD-10, zugrunde legt, dann kommt man zu Häufigkeitsschätzungen von 5 bis 8 %. Aber die klinische Erfahrung ist, dass Manien für viele Patienten keine ausschließlich positive Erfahrung von gehobenem Selbstwert, wundervollen Ideen und grenzenloser Energie sind, auch wenn sie formal noch nicht die Kriterien für eine gemischte Episode erfüllen.

1.2.1 Diagnosekriterien

Die beiden Diagnosesysteme DSM-IV und ICD-10 unterscheiden sich im Hinblick auf die einzelnen affektiven Episoden eher nur in Details und weniger in grundsätzlichen Aspekten.

ICD und DSM unterscheiden sich bezüglich Kriterien der affektiven Episoden wenig

Im folgenden Kasten und in Abbildung 1 sind die möglichen Diagnosen dargestellt. Zur Diagnostik und Differenzialdiagnostik depressiver Störungen verweisen wir erneut auf Hautzinger (2010) und Hautzinger und Meyer (2002).

Bipolare Störungen in der ICD-10:

- Bipolare affektive Störung (F31)
- Sonstige bipolare affektive Störung (F31.8)
- Zyklothmia (F34.0)
- Hypomanie (F30.0)
- Manische Episode (F30)
  – ohne psychotische Symptome (F30.1)
  – mit psychotischen Symptomen (F30.2)
- Gemischte affektive Episode (F38.00)
- Schizoaffektive Störung (F25)*

Anmerkung: * Die Schizoaffektive Störung gehört formal zur Kategorie „Schizophrenie und andere psychotische Störungen". Aufgrund ihrer Nähe zur bipolaren Störung mit psychotischen Merkmalen ist sie hier jedoch mit aufgenommen.

Eine Differenzierung, die nur im DSM-IV explizit gemacht wird, die aber therapeutisch relevant ist, betrifft die Unterscheidung, ob im bisherigen Verlauf der bipolaren Störung ausschließlich hypomanische oder auch manische Phasen auftraten. Im letzteren Fall handelt es sich um die klassische Form der manisch-depressiven Störung, die als Bipolar-I-Störung bezeichnet wird. Wenn sich jedoch depressive Episoden mit hypomanen Phasen abwechseln, so spricht das DSM-IV von der Bipolar-II-Störung. In der ICD-10 kann man sie zwar ebenfalls unter F31.8 verschlüsseln, aber davon wird in der Praxis selten Gebrauch gemacht.

Bipolar-II-Störung wird unter F31.8 verschlüsselt

Da der Schweregrad bipolarer Störungen meist an der Manie festgemacht wird, erscheint die Bipolar-II-Störung als die weniger schwere Erkrankung. Man wird aber bei dieser Sichtweise dem Umstand nicht gerecht, dass es sich dabei oft um die chronischere und wechselhaftere Variante handelt. Im Hinblick auf das Aufsuchen psychotherapeutischer Unterstützung kommen diese Patienten seltener mit dem Ziel einer Rezidivprophylaxe nach einer akuten Episode, sondern vermehrt im akut depressiven Zustand in Behandlung.

Rapid Cycling ist eine bipolare Störung mit schnellem und häufigem Phasenwechsel

Von „Rapid Cycling" wird dann gesprochen, wenn die Betroffenen innerhalb eines Jahres mindestens vier affektive Episoden erleben, die entweder durch eine vollständige Remission (Symptomfreiheit) voneinander abgegrenzt sind oder durch ein Kippen in eine Episode entgegengesetzter Polarität (z. B. manisch → depressiv) gekennzeichnet sind. Diese Variante ist im ICD-10 unter F31.8 „sonstige bipolare affektive Störungen" mit dem Zusatz „schnelle Phasenwechsel" kodierbar.

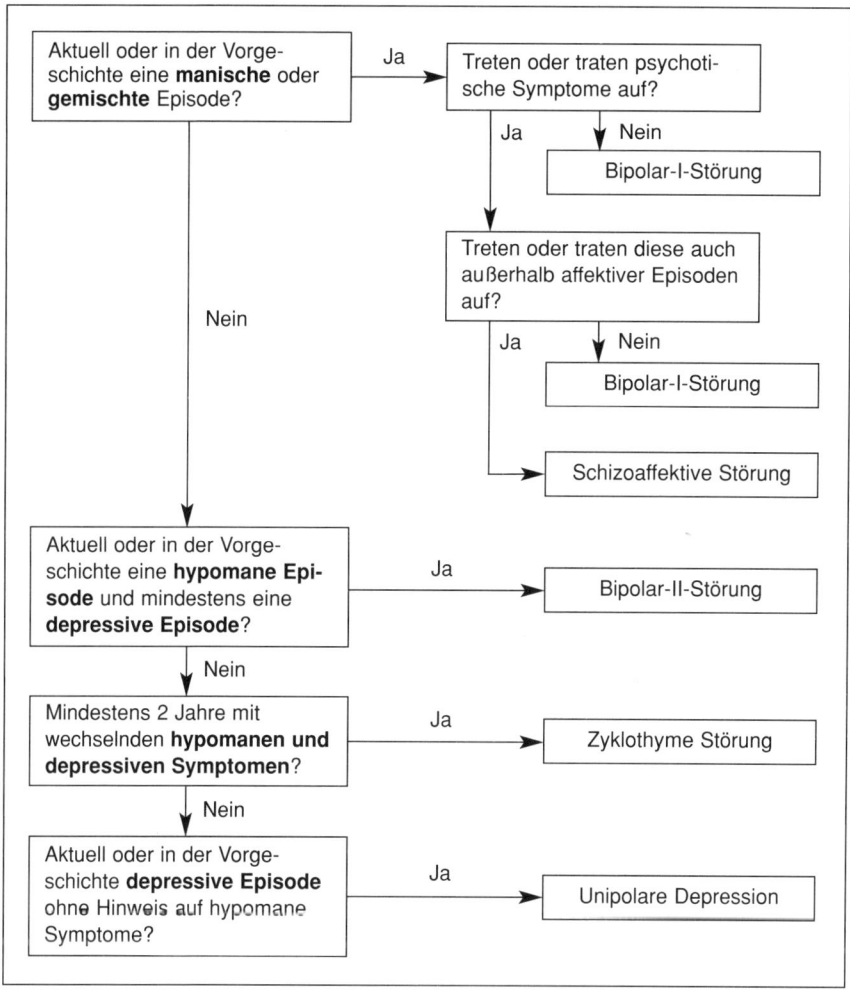

Abbildung 1: Differenzialdiagnostischer Entscheidungsbaum bipolar affektiver Störungen

Bei der zyklothymen Störung bzw. Zyklothymia handelt es sich um eine chronische abgeschwächte Form der bipolaren Störung, die durch eine andauernde affektive Instabilität charakterisiert ist. Phasen depressiv-dysphorischer Stimmung wechseln mit Phasen leicht gehobener, euphorischer oder reizbarer Stimmung. Die zyklothyme Störung ist zwar chronisch, aber die Stimmung kann gelegentlich auch normal und wochenlang stabil sein. Das Zeitfenster einer weitgehend ausgeglichenen Stimmung darf allerdings wie bei der dysthymen Störung zwei Monate nicht überschreiten. Im Verlauf dürfen jedoch weder die Kriterien für eine Manie noch für eine Major Depression bzw. schwere depressive Episode jemals erfüllt sein, weil ansonsten die Diagnose „Bipolare Störung" gerechtfertigt ist.

1.2.2 Differenzialdiagnostische Überlegungen

Im Zusammenhang mit der Diagnostik hypomaner Episoden wurde bereits darauf hingewiesen, dass ein zentrales Problem in der Diagnostik maniformer Zustände die Unterscheidung zwischen „normalen" und klinisch relevanten Schwankungen in der Stimmung und im Antrieb ist. In solchen Zuständen suchen die Betroffenen selten professionelle Hilfe auf und selbst wenn sie es tun, werden sie die aktuelle Stimmung nicht als Problem definieren, sondern als „gute, kreative oder produktive Zeit" beschreiben, in der das morgendliche Aufstehen leichtfällt, anstehende Aufgaben mit Leichtigkeit bewältigt werden und dennoch Zeit für angenehme Dinge bleibt. Es ist meistens das unmittelbare Umfeld, wie z. B. Angehörige oder Freunde, das die Veränderungen bemerkt und das Verhalten der Betroffenen als Abweichung von deren normalem Selbst erlebt. Abgesehen davon, dass entsprechende Symptome in depressiven Phasen oft von den Betroffenen nicht berichtet werden, werden solche Zustände auch von Fachleuten – insbesondere nach akuten depressiven Schüben – als „hypomane Nachschwankungen" im Rahmen unipolarer Depressionen gewertet, so dass die Bipolarität der Symptomatik fälschlicherweise nicht erkannt und diagnostiziert wird. Oft berichten auch die Betroffenen selbst vermeintlich plausible Gründe für den derzeitigen Zustand (z. B. bestandene Prüfung, vermehrtes Arbeitsaufkommen, Verliebtsein), die durchaus nachvollziehbar klingen mögen, aber dennoch die Diagnose maniformer Episoden nicht ausschließen. Wir konnten in einer Studie zeigen, dass die Angabe des Patienten, verliebt gewesen zu sein, bei ansonsten identischen Symptomen die Wahrscheinlichkeit einer bipolaren Diagnose von 73 % auf 38 % reduzierte. Unsere Studie zeigte, dass selbst erfahrene Psychotherapeuten dazu neigen, solche Erklärungen von Betroffenen als hinreichend zu bewerten und eine bipolare Störung ungerechtfertigterweise auszuschließen.

Bipolare Störungen werden oft verkannt, da zu wenig präzise nachgefragt

Es ist wichtig, genau zu eruieren, wie lange die gehobene oder reizbare Stimmung anhält und ob gleichzeitig Anzeichen für ein subjektiv verringertes Schlafbedürfnis, vermehrte Geselligkeit oder Gesprächigkeit oder gesteigertes Aktivitätsbedürfnis vorliegen. Sobald ein solches Muster an Symptomen einige Tage anhält, sollte das Vorliegen einer bipolaren Störung in Betracht gezogen werden, anstatt dies als „hypomane Nachschwankung" für diagnostisch irrelevant zu erklären. Nur ein gezieltes Nachfragen im Rahmen einer entsprechenden Diagnostik kann Fehldiagnosen und daraus folgende Fehlbehandlungen verhindern.

1.2.2.1 Abgrenzung zur Schizophrenie und zum Wahn

Als eine sehr schwierige Abgrenzung erweist sich die Differenzialdiagnose von „bipolar (mit psychotischen Symptomen)" und „schizoaffektiv". Abbildung 1 suggeriert, dass sich dies leicht differenzieren lässt und mit reflektierten Patienten im remittierten Zustand lässt sich diese Aufgabe auch bewerkstelligen. Im akuten psychotisch-manischen Zustand ist allerdings eine differenzialdiagnostische Unterscheidung kaum möglich. Hier kann oft erst im Verlauf bestimmt werden, ob die psychotischen Symptome ausschließlich im Rahmen einer manischen Episode auftraten (= bipolar) oder auch ohne eine dominierende affektive Symptomatik persistierten (= schizoaffektiv). Verschiedene Studien zeigen, dass vor allem bei jüngeren Patienten, sofern psychotische Symptome auftreten, eher die Diagnose einer (hebephrenen) Schizophrenie oder einer schizoaffektiven Störung in Erwägung gezogen wird als die Diagnose „manisch-depressiv".

Die Abgrenzung einer schizoaffektiven Störung bedarf der Verlaufsbetrachtung

Ein zusätzlicher Aspekt, der die Differenzialdiagnostik erschwert, ist die nosologische Zuordnung psychotischer Symptome. Wenn es sich um stimmungskongruente Wahnvorstellungen handelt (z. B. Größenwahn, religiöser Wahn, Verfolgungswahn bei vorherrschend reizbarer Stimmung), besteht weitgehend Einigkeit darüber, dies dann als „manisch mit psychotischen Merkmalen" zu klassifizieren. Obwohl das Auftreten stimmungsinkongruenter Wahnvorstellungen und Halluzinationen im Rahmen affektiver Episoden kein Ausschlusskriterium darstellen, wird das Vorhandensein von „Symptomen ersten Ranges" nach Kurt Schneider oft als Indiz gewertet, dass es sich um eine Störung aus dem schizophrenen Spektrum handelt. Das bedeutet, dass beim Vorliegen von z. B. kommentierenden Stimmen, Gedankeneingebung oder Beeinflussungswahn einige Kliniker zu einer Diagnose aus dem schizophrenen Spektrum tendieren. In einer Stichprobe von Psychiatern fanden wir, dass die Wahrscheinlichkeit einer bipolaren Störung von 85,7 % auf 29,4 % sank, sobald akustische Halluzinationen im Rahmen einer Manie erwähnt wurden. Dies zeigt, dass eine einzige Information dramatische Auswirkungen auf unsere diagnostischen Entscheidungen haben kann, unabhängig davon, ob dies gerechtfertigt ist oder nicht. Eine Spezifität, z. B. akustischer Halluzinationen oder Beeinflussungswahn, wurde nie belegt und das Vorliegen derartiger Symptome rechtfertigt noch keine Diagnose einer Schizophrenie oder einer schizoaffektiven Störung. Es ist deshalb wichtig, auch beim Vorliegen psychotischer Symptome genau und gründlich zu befragen, den Verlauf zu beobachten und alle relevanten Informationen bei der Entscheidung mit einzubeziehen. Das DSM-IV berücksichtigt aus diesem Grund für die Differenzialdiagnose auch ausschließlich den zeitlichen Verlauf affektiver und psychotischer Symptome.

1.2.2.2 Abgrenzung zu Persönlichkeitsstörungen

Eine andere differenzialdiagnostische Abgrenzung ergibt sich mit Bezug auf die antisoziale, histrionische und emotional-instabile (Borderline-)Persönlichkeitsstörung. Probleme ergeben sich insbesondere beim Fehlen psychotischer Symptome und dann, wenn man den Patienten nicht hinreichend lange kennt. Es kann vorkommen, dass maniforme Symptome fälschlicherweise als Hinweise für eine der genannten Persönlichkeitsstörungen gewertet werden. Das oft distanzlose, egozentrische, grenzüberschreitende, über-

Die Abgrenzung einer emotional-instabilen Persönlichkeitsstörung bedarf der zusätzlichen Diagnostik mittels Fremdbeobachtungen hinsichtlich Verlauf und Dauer, Symptommuster, Komorbiditäten

hebliche, impulsive oder reizbare Verhalten kann z. B. als narzisstisch oder antisozial erlebt werden. Insbesondere, wenn Patienten in einem hypomanen Zustand untersucht werden, kann eine diagnostische Entscheidung schwierig sein. Die Versuchung, bei Schwankungen im Affekt und im Selbstwert an eine Borderline-Persönlichkeitsstörung zu denken, ist verständlich. Insbesondere bei Patienten mit einer Bipolar-II-Störung, mit einer zyklothymen Störung oder mit dem Subtypus „Rapid cycling" kann sich die Differenzialdiagnostik schwierig gestalten.

> **Merke:**
> Hilfreich für eine Abgrenzung sind:
> 1. *Systematische und umfassende Diagnostik:* Dabei wird zuerst mittels eines strukturierten klinischen Interviews eruiert, ob relevante psychische Erkrankungen, also eine affektive Störung, vorliegen, bevor irgendwelche Symptome als Anzeichen für Persönlichkeitsstörungen gewertet werden. Fremdanamnestische Informationen sollten ergänzend einbezogen werden.
> 2. *Verlauf und Dauer der Symptome:* Es ist wichtig, ein besonderes Augenmerk auf den phasenhaften oder nicht phasenhaften Verlauf zu richten. Maniforme Episoden dauern einige Tage an (dies gilt auch für eine gemischte Symtpomatik) und haben einen klaren Beginn und ein umschriebenes Ende und stellen eine deutliche Veränderung zum üblichen Verhalten der Person dar. Bei der Borderline-Persönlichkeitsstörung schwankt die Stimmung von Tag zu Tag oder auch von Stunde zu Stunde. Die Stimmung dieser Patienten erscheint zudem reaktiver, situationsgebundener und schwankt nicht primär zwischen Depressivität und Euphorie.
> 3. *Spezifische Symptommuster:* Bei der Borderline-Persönlichkeitsstörung fehlen typische maniforme Symptome, wie z. B. gesteigerter Antrieb, überhöhtes Selbstwertgefühl, andauernd erhöhtes Energieniveau, gesteigerte Libido oder geringeres Schlafbedürfnis. Umgekehrt sind parasuizidale Verhaltensweisen für bipolar affektive Störungen nicht typisch. Sofern Patienten mit einer Borderline-Persönlichkeitsstörung diese Anzeichen zeigen, sind sie kurzlebig und eher reaktiver Natur (z. B. provozierendes sexuelles Verhalten).
> 4. *Komorbidität:* Die Diagnose einer Persönlichkeitsstörung sollte zusätzlich zu einer bipolar affektiven Störung oder einer zyklothymen Störung nur dann vergeben werden, wenn die Symptome definitiv seit dem Jugendalter oder frühen Erwachsenenalter vorhanden sind und nicht ausschließlich im Rahmen hypomaner, manischer oder depressiver Phasen auftreten.

Diese Überlegungen machen deutlich, dass diagnostische Urteile nicht ohne eine hinreichende differenzialdiagnostische Abklärung getroffen werden sollten. Eine zuverlässige Diagnostik bipolar affektiver Störungen erfordert ein angemessenes, multimethodales Instrumentarium, was neben der aktuellen Befunderhebung und Zustandsbeurteilung auch längsschnittliche, biografische Informationen einbezieht. In diesem Rahmen sind Informationen von Dritten, wie z. B. Familienmitgliedern oder Partnern bzw. von früheren Behandlungen, von großer Bedeutung.

> **Beispiel:**
>
> Einer unserer Patienten, Herr J. (44 Jahre), war seit Jahren wiederholt wegen Zwängen psychotherapeutisch und pharmakologisch behandelt worden. Die Kontrollzwänge kreisen alle um die Befürchtung, etwas Falsches zu machen (z. B. Vergessen, den Gasherd auszuschalten) und dadurch seine Familie in Gefahr zu bringen und letztlich damit zu bestätigen, dass er als Vater und Ehemann ein „Versager" sei. Im Vordergrund stand jedoch nicht so sehr das Kontrollverhalten, sondern ein ständiges Grübeln etwas falsch gemacht oder vergessen zu haben. Obwohl es durchaus berechtigt war, diesen Problembereich therapeutisch anzugehen, hat nie jemand zuvor eine systematische psychopathologische Untersuchung unternommen. Eine umfangreiche und strukturierte Befunderhebung aller psychischer Störungsbereiche ergab eindeutig eine Bipolar-II-Störung, wobei sich die Zwangssymptome und das Grübeln ausschließlich in Zeiten mit depressiver Symptomatik zeigten. Die depressiven Episoden waren bis auf eine einzige eher leichter Natur. Interessenverlust dominierte, während kaum depressive Verstimmungen zu beobachten waren. Die hypomanen Episoden, die er selbst als „Captain Chaos" bezeichnete, hatte bislang keiner so richtig zu Gesicht bekommen. Es hatte auch nie einen Anlass gegeben diese Hochphasen bei den zurückliegenden klinischen Untersuchungen zu berichten. Kollegen würden ihn dann als „fahrig und voller Tatendrang" beschrieben, gepaart mit einer „Prise Witz und Gereiztheit". Laut seinen Angaben würde seine Frau diese Zeiten genau registrieren und sei jedes Mal besorgt, dass er wieder vermehrt Geld für Dinge ausgebe, die sie nicht benötigen (z. B. ein Motorrad, eine Gitarre). Diese Anschaffungen hatten nie ein Ausmaß angenommen, das ernsthafte finanzielle Schwierigkeiten nach sich zog. Ohne eine umfassende Diagnostik und den Einbezug der Ehefrau hätten wir Herrn J. eventuell erneut primär im Hinblick auf die Zwänge, wie auf dem Überweisungsschein vermerkt, behandelt.

1.3 Komorbiditäten

Die Rate an komorbid vorliegenden Störungen ist bei bipolar affektiven Störungen sehr hoch. Die USA-National Comorbidity Study berichtet, dass 97 % der bipolaren Patienten drei oder mehr komorbide Störungen aufweisen. Dies sind jedoch wahrscheinlich Überschätzungen, denn Studien mit

Etwa 60 % weisen weitere, komorbide psychische Störungen auf

klinisch erfahreneren Interviewern zeigen geringere Raten, nämlich 50 bis 65 % der Patienten weisen mindestens eine weitere Störung auf (Bauer et al., 2005).

Komorbide psychische Störungen verkomplizieren Diagnostik und Therapie, belasten den Verlauf und gestalten die Prognose ungünstig. Eine soziale Phobie kann z. B. unter gewissen Konstellationen (z. B. häufige berufsbedingte Präsentationen vor einem Team, Geschäftsessen) das Stressniveau erhöhen und sowohl depressive als auch maniforme Symptome begünstigen. Tritt soziophobisches Verhalten ausschließlich im Rahmen depressiver Episoden auf, ist es meist eine Manifestation der Depression denn einer komorbiden Angststörung. Ähnlich kann es sich mit Alkoholabusus verhalten. Es ist wichtig die Funktionalität des Trinkens zu beachten (z. B. dysfunktionale Bewältigungsstrategie in der Depression, Ausdruck einer vermehrten Aktivität und Geselligkeit in der (Hypo-)Manie), um beurteilen zu können, ob eine Substanzabhängigkeit bzw. -missbrauch (zusätzlich zu einer affektiven Störung) vorliegt oder ob es sich um Symptom der affektiven Störung handelt.

Häufig sind Substanzmissbrauch und Angststörungen

Es gibt Hinweise darauf, dass Alkohol- und Substanzmissbrauch den Verlauf der bipolar affektiven Erkrankung verschlechtert (z. B. mehr stationäre Aufenthalte, früherer Beginn der Symptome, mehr gemischte Symptomaik und erhöhte Suizidalität). Im Gegensatz zu der Annahme, dass Substanzen im Sinne einer Selbstmedikation benutzt werden, scheinen Patienten vor allem in maniformen Phasen eher Stimulanzien (z. B. Kokain) zu konsumieren als zu versuchen, sich zu sedieren.

Das Ausmaß dieser Problematik gilt als so groß, dass Bestrebungen dahin gehen, spezifische Behandlungsangebote für bipolare Patienten mit komorbiden Substanzproblemen zu etablieren. Immer wieder wird der Verdacht geäußert, dass unter den Suchtkranken viele nicht erkannte Patienten mit bipolar affektiven Störungen sind. Einige Autoren kommen sogar zu der Schlussfolgerung, dass jegliche Alkoholprobleme bei affektiven Störungen letztlich auf Bipolarität zurückgehen.

Ähnlich hohe Komorbiditätsraten werden auch für *Angststörungen*, wie z. B. soziale Phobien und Zwangsstörungen, berichtet. Angstsymptome treten häufig in gemischten Episoden und im Zusammenhang mit psychotischen Symptomen auf. Studien ergeben, dass bei 42 % die Angststörungen komorbid zu manisch-depressiven Störungen auftreten. Eine Zusammenstellung verschiedener Studien zeigt, dass Komorbiditätsraten mit Panikstörung mit/ohne Agoraphobie zwischen 11 und 22 % und mit Zwangsstörungen zwischen 9 bis 35 % liegen. Interessant ist, dass bei Zwängen oft untypische Zwangssymptome berichtet werden und diese mit affektiver Symptomatik kovariieren. Generell finden sich bei bipolaren Patienten, die zusätzliche Angstsymptome aufweisen, vermehrte depressive Verstimmungen und eine erhöhte Suizidalität, eine verzögerte Remission der akuten Episoden sowie ein ungünstigeres Ansprechen auf Psychotherapie.

Ein komplizierteres Thema ist die Komorbidität mit *Persönlichkeitsstörungen*, da sowohl im klinischen Alltag als auch in empirischen Studien oft nicht zwischen akuten Symptomen, Restsymptomen und überdauerndem Verhalten differenziert wird. Manche Autoren gehen daher sogar soweit, Persönlichkeitsprobleme in das bipolare Spektrum zu integrieren. In einer eigenen Überblicksarbeit unter Einschluss methodisch überzeugender Studien, die strukturierte Interviews berücksichtigten und den aktuellen Zustand kontrollierten, finden wir eine Komorbiditätsrate von 37 % für Persönlichkeitsstörungen bei Patienten mit einer bipolar affektiven Störung. Am häufigsten sind dabei Störungen aus dem dramatisch-emotionalen Cluster und dabei vor allem die histrionische mit 17 %, gefolgt von der emotional-instabilen mit 14 % und der anankastischen Persönlichkeitsstörung mit 15 %.

Wenn bipolare Patienten zusätzliche Anzeichen für Persönlichkeitsstörungen aufweisen, hat dies prognostisch ungünstige Folgen, denn dies geht mit vermehrter Symptomatik und erhöhter Suizidalität sowie mit einem reduzierten bzw. unangemessenen Umgang mit den stimmungsstabilisierenden Medikamenten einher.

1.4 Epidemiologie

Bis vor 20 Jahren wurden bipolar affektive Störungen als relativ seltene psychische Störungen betrachtet. Das lag daran, dass nur eine Form der bipolaren Störungen – die klassisch manisch-depressive Erkrankung bzw. Bipolar-I-Störung – als solche diagnostiziert wurde. Die Prävalenz für die Bipolar-I-Störung liegt international weitgehend konsistent bei etwa 1 % (Spanne von 0,5 % bis 2 %).

1 % Bipolar-I-Störungen, 3 % Bipolar-II-Störungen, Lebenszeitrisiko 5 %

Für die Bipolar-II-Störung wird aufgrund von neueren Studien eine Prävalenz von 2 bis sogar 5 % angenommen (Angst, 2007). Ein Problem bei der Diagnose der Bipolar-II-Störung ist die unzureichende Reliabilität, wenn keine strukturierte klinische Diagnostik durch klinisch erfahrenes und entsprechend geschultes Personal erfolgt.

Bei etwa einem Drittel (Spanne von 27 bis 45 %) der Patienten mit einer (unipolaren) Depression muss im Krankheitsverlauf die Diagnose in eine bipolar affektive Störung abgeändert werden. Oft werden selbst im klinischen Alltag mögliche Hinweise auf maniforme Symptome gar nicht erfragt oder nicht ernst genommen und damit die Häufigkeit dieser Störung unterschätzt.

> **Merke:**
> Prävalenzschätzungen über die gesamte Lebenszeit liegen zwischen 3 und 8 % (Goodwin & Jamison, 2007).

Ganz im Gegensatz zu den unipolaren Depressionen finden sich keine bedeutsamen Geschlechtsunterschiede bei den bipolar affektiven Störungen. Männer und Frauen haben ein vergleichbares Risiko für diese Erkrankung. Das Verhältnis zwischen Männern und Frauen beim Lebenszeitrisiko liegt je nach Studie zwischen 0,7 (leicht erhöhtes Risiko für Frauen in USA) und 3 (erhöhtes Risiko für Männer in Korea), was sich über verschiedene Studien aus verschiedenen Ländern auf ein M/F-Ratio von 1.4 mittelt.

Soziodemografische und soziale Variablen nehmen wenig Einfluss auf Prävalenz

Soziale Faktoren wie soziale Schicht, Bildung, Einkommen, kultureller Hintergrund, Ethnizität, Zivilstand, städtische bzw. ländliche Lebenswelt nehmen nach den vorliegenden, doch unzureichenden, meist nordamerikanischen Studien wenig (nicht signifikanten) Einfluss auf die Häufigkeit und das Erkrankungsrisiko für bipolar affektive Störungen. Verheiratet sein bzw. in einer längerfristigen Partnerschaft zu leben reduziert in zwei großen amerikanischen Studien das Risiko (0.8) gegenüber den Alleinlebenden (1.3 bis 1.6) signifikant. Die soziale Lage wird stark durch das frühe Erkrankungsalter beeinflusst, so dass die Nachteile in der Bildung, dem Einkommen, der Schichtzugehörigkeit, der Lebensumwelt und dem sozialen Netz meist als Folge („drift") der bipolaren Erkrankung interpretiert werden.

1.5 Verlauf und Prognose

Nach einer Übersicht von 15 Studien (an fast 4 500 Personen) der letzten Jahre ergibt sich ein durchschnittliches Ersterkrankungsalter für bipolar affektive Störungen von 22 Jahren. Untersuchungen vor 1990 berichten noch von einem durchschnittlichen Ersterkrankungsalter von 28 Jahren. Betrachtet man die aktuellsten Studien zur Altersverteilung, dann hat die Mehrheit der Patienten ihre erste affektive Epsiode im Rahmen von Bipolar-I- und Bipolar-II-Störungen sogar im Alter zwischen 15 und 19 Jahren. Grund dafür ist, dass nicht mehr länger der erste Krankenhausaufenthalt als Indikator für das Ersterkrankungsalter angesehen wird, sondern Krankheitssymptome und damit der Beginn der Erkrankung einige Jahre vor der erstmaligen Hospitalisierung feststellbar sind (Judd et al., 2002).

Ersterkrankungsalter zwischen 15 und 19 Jahren, doch Diagnosestellung 6 Jahre später

Wenig ist bislang über bipolare Störungen im höhren Lebensalter bekannt, aber Ersterkrankungen scheinen sehr selten und meistens mit neurologischen Erkrankungen assoziiert.

Zwischen ersten Symptomen und der Diagnosestellung liegen meist 6 bis 8 Jahre, wobei sich in der Anamnese oft (Fehl-)Diagnosen, wie z. B. Schizophrenie oder Borderline-Persönlichkeitsstörung, finden. Wenn die Diagnosen Bipolar-I- oder Bipolar-II-Störung einmal gestellt wurden, erweisen sie sich als ziemlich stabil (Goodwin & Marneros, 2005).

Das Ersterkrankungsalter hat insofern prognostische Relevanz, da ein niedriges Ersterkrankungsalter mit einem erhöhten Risiko für psychotische Symptome, Suizidalität, schnellen Phasenwechsel („Rapid Cycling") und mehr Komorbidität einhergeht.

Dies bedeutet nicht, dass alle jugendlichen bipolaren Patienten eine schlechte Prognose haben. Die bislang vorliegenden Ergebnisse stammen aus retrospektiven Erhebungen an älteren Patienten und erlauben keine sicheren Aussagen über den Verlauf einer bipolar affektiven Störung mit frühem Beginn.

> **Merke:**
> Bei 50 % der bipolaren Patienten ist die erste Episode depressiver Natur. Die Diagnose „depressive Episode" bei Adoleszenten hat mehr den Charakter einer vorläufigen Arbeitshypothese. Die Wahrscheinlichkeit für eine Diagnoseänderung von unipolar in bipolar affektive Störung ist umso größer, je jünger eine Person beim Auftreten der ersten depressiven Symptome ist.

Handelt es sich bei der ersten depressiven Episode in Wahrheit um eine bipolar affektive Störung, dann scheint sich die erste maniforme Episode innerhalb von 5 Jahren nach der ersten Depression zu manifestieren. Prädiktoren für den Wechsel von einer (unipolaren) Depression zu einer bipolar affektiven Störung sind: Schwere der ersten depressiven Episode, Stimmungslabilität, erhöhtes Aktivitäts- bzw. Energieniveau.

Ist die erste Episode eine Depression, ist innerhalb von 5 Jahren mit manischer Episode zu rechnen

Aussagen zu den Rezidivraten beziehen sich ausnahmslos auf die Bipolar-I-Störung. Über den Verlauf der Bipolar-II-Störung existiert kaum gesichertes Wissen. Da manche Studien nur die Phasen zählen, die zu einem Krankenhausaufenthalt führen, während andere, meist neuere Studien versuchen, anhand von „Lifecharts" die Anzahl der früheren Episoden zu rekonstruieren, macht die Abschätzung der Rezidivraten zusätzlich schwierig. Als Faustregel lässt sich festhalten, dass nach einer manisch-depressiven Krankheitsepisode das Risiko für eine erneute Phase innerhalb des ersten Jahres bei 50 % liegt, sofern keine prophylaktische medikamentöse Behandlung mehr erfolgt. Aber auch unter stabiler Medikation muss langfristig mit Rezidiven gerechnet werden und bis zu 90 % erleben mindestens ein Rezidiv innerhalb von 5 Jahren. Manien dauern im Mittel 6 bis 8 Wochen an, während depressive Episoden durchschnittlich mit 8 bis 12 Wochen länger andauern.

Nahezu alle (90 %) bipolaren Patienten erleiden innerhalb von 5 Jahren ein Rezidiv

Zwischen den akuten Episoden ist oft keine vollständige Remission festzustellen. Mehr als 50 % der Patienten sind nach einem stationären Aufenthalt nicht symptomfrei, sondern werden aus unterschiedlichsten Gründen „in gebessertem Zustand" entlassen. Verbunden mit der Restsymptomatik geht auch ein gewisses Ausmaß psychosozialer Beeinträchtigung einher. Hammen und Mitarbeiter (2000) fanden zum Beispiel bei über 40 % der bipolaren Patienten selbst zwei Jahre nach der Entlassung eine deutliche Beeinträchtigung ihrer Leistungen am Arbeitsplatz. Vor allem Symptome depressiver Art und Beeinträchtigungen im Alltag persistieren in vielen Fällen.

Kliniker berichten, dass über die Zeit hinweg die manisch-depressiven Episoden häufiger und die gesunden Intervalle dazwischen kürzer werden. Diese Prognose ist jedoch nicht zutreffend. Wenn überhaupt eine Verkürzung der gesunden Intervalle zu beobachten ist, dann vor allem zu Beginn der Erkrankung, also für die ersten drei Episoden. Der weitere Verlauf – auch im Hinblick auf die Dauer der depressiven und manischen Episoden – ist intraindividuell relativ stabil. Auch das Muster ist weitgehend stabil, d. h. wenn eine Person zuerst eine Manie hat, die von einer Depression gefolgt wird, oder umgekehrt eine Manie auf eine Depression folgt, so ist es sehr wahrscheinlich, dass er oder sie auch zukünftig dieses Muster zeigt. Jedoch zeigt nur die Hälfte der Patienten ein solches Muster. Die andere Hälfte berichtet von manischen und depressiven Episoden, die zeitlich nicht direkt aufeinander folgen und teilweise sogar Jahre dazwischen liegen.

Längerfristig erreichen 1/3 vollständige Remission mit Wiederherstellung des alten Leistungsniveaus. Etwa die Hälfte muss mit krankheitsbedingten Restsymptomen leben

Langfristig erreicht etwa ein Drittel der bipolaren Patienten sowohl eine vollständige Remission als auch eine Wiederherstellung ihres psychosozialen Leistungsniveaus. Etwa ein Fünftel der Betroffenen erleidet einen chronischen Krankheitsverlauf. Etwa die Hälfte der Patienten muss mit krankheitsbedingten Einschränkungen und variablen Restsymptomen zwischen den Krankheitsepisoden leben.

> **Merke:**
> Eine Ausnahme von der intraindividuellen Stabilität bildet das „Rapid Cycling", das manchmal als „schneller Phasenwechsel" übersetzt wird. Lange Zeit schien es, als ob es sich um einen eigenen Subtyp bipolar affektiver Störungen handele, und man fand auch Unterschiede z. B. im Hinblick auf die mittelfristige Prognose oder das Ansprechen auf bestimmte Medikamente im Vergleich zur klassisch manisch-depressiven Störung (Dunner, 1999). Inzwischen verdichten sich jedoch die Hinweise, dass es sich um ein passageres Verlaufsmuster handelt, da sich die Mehrheit der Patienten, bei denen Rapid Cyling diagnostiziert wird, langfristig wieder stabilisiert.

Prädiktoren für einen ungünstigen Verlauf der bipolar affektiven Störungen sind: frühes Ersterkrankungsalter, Substanzmissbrauch bzw. andere komorbide Störungen, psychosoziale Belastungen und Lebensereignisse (Judd et al., 2002).

1.6 Suizidalität

Im Kontext von Verlauf und Prognose muss dem Thema Suizidalität besondere Beachtung geschenkt werden. Ursprünglich wurde die Suizidrate bei Patienten mit einer bipolar verlaufenden affektiven Störung auf 15 % geschätzt. Neuere Arbeiten legen nahe, dass dies vor allem für schwere Erkrankungsformen und während der ersten Jahre der Erkrankung gilt. Bezieht man ambulante Patienten mit ein, sinkt die Suizidrate auf 4 bis 5 %. Gegenüber der Allgemeinbevölkerung ist das Suizidrisiko bei Patienten mit einer bipolar affektiven Störung um das 50-fache erhöht.

Suizidrisiko um das 50-fache erhöht

> **Merke:**
> Generell gilt, das Risiko für Suizidversuche und suizidale Handlungen wird erhöht durch folgende Faktoren: affektive Störung (uni- bzw. bipolar), junges und höheres Lebensalter, Substanzabusus, Persönlichkeitsstörung, kürzliche Entlassung aus einer Klinik, Restsymptomatik, Vorgeschichte von Suizidalität, soziale Entwurzelung. Die Abschätzung des aktuellen Suizidrisikos erfordert eine regelmäßige Thematisierung und Abklärung, z. B. mittels einer Risikofaktorenliste (siehe Hautzinger, 2010).

2 Störungswissen und Störungsmodelle

Lange Zeit dominierten rein biologische Konzepte zur Erklärung von Ursachen und von Verlauf der bipolar affektiven Störungen. Diese Theorien vermuteten die Ursachen der manisch-depressiven Erkrankung in als „endogene" beschriebenen Faktoren, die weitgehend genetisch determiniert sein sollten.

Ein Beispiel dafür ist das sogenannte „Kindling"-Modell. Abgeleitet aus der Epilepsieforschung werden verschiedene Postulate aufgestellt. Erstens, jede affektive Epsiode erhöht die Wahrscheinlichkeit für eine weitere Episode, weil durch jede Krankheitsepisode die Schwelle für die Auslösung einer neuen (depressiven oder manischen) Episode reduziert wird. Zweitens nehmen im Verlauf die affektiven Episoden in ihrer Häufigkeit zu und die gesunden Intervalle verkürzen sich. Drittens nimmt die Bedeutung psychosozialer Belastungen für die Auslösung von affektiven Episoden zunehmend ab. Inzwischen weiß man, dass das Kindling-Modell keine Allgemeingültigkeit beanspruchen kann, weil die drei Annahmen nicht bestätigt werden konnten. So dürften bipolar erkrankte Patienten mit einem „Rapid cycling"-Muster demnach nicht zu stabileren Verläufen zurückkehren, was jedoch inzwischen nachgewiesen ist.

Als Beleg für das Kindling-Modell werden immer wieder Studien angeführt, die zeigen, dass kritische Lebensereignisse vor allem in den frühen Phasen der Störungen als Auslöser affektiver Episoden zu finden sind, doch im weiteren Verlauf und bei den späteren Episoden nicht mehr. Dabei wird außer Acht gelassen, dass z. B. Erinnerungseffekte und das Suchen nach Erklärungen („search for meaning") oder alltägliche Belastungen („minor hassles") im Verlauf eine bedeutsame Rolle spielen.

Ursachen liegen weder allein bei biologischen noch bei psychologischen oder allein bei externen Faktoren

Damit deutet sich an, dass ein Verständnis der bipolaren affektiven Störungen weder alleine auf biologischen (endogenen) Faktoren, noch alleine auf umweltbezogenen oder in der Person der Erkrankten liegenden Faktoren ausgerichtet sein kann. Es ist das Zusammenwirken von diesen Bedingungen, welche für die Entstehung und den Verlauf der manisch-depressiven Störungen ursächlich sind. Dieses Kapitel wird zunächst die verschiedenen Zugangsweisen zum Verständnis bipolar affektiver Störungen kurz darstellen, dann jedoch ein integrierendes Modell vorstellen (vgl. Abb. 4 auf S. 32 und Abb. 8 auf S. 45), das auch als Leitmodell für die Arbeit und Behandlung bipolarer Patienten dienen kann.

Eine ungeklärte und doch für die Frage nach den Ursachen relevante Frage ist die, welche Art von Verständnis man der bipolar affektiven Störung zugrunde legt. Sieht man die Erkrankung als Kontinuum mit den Polen „Manie" und „Depression" oder konzeptualisiert man Depression und Manie als zwei unabhängige Dimensionen (vgl. Abb. 2).

Unklar, ob Depression und Manie zwei Pole eines Kontinuums oder unabhängige Dimensionen sind

In Abbildung 2 sind drei Modellvorstellungen in grafisch vereinfachter Form dargestellt, Das erste Modell (2a) konzeptualisiert die Epsioden affektiver Störungen als ein Kontinumm mit den Polen „Manie" und „Depression". Dies impliziert, dass Manie und Depression entgegengesetzte Endpunkte darstellen, so dass sich eine Person je nach aktuellem Zustand an unterschiedlichen Punkten des Kontinuums befindet. Eine diagnostisch mögliche gemischte Symptomatik impliziert, dass diese Person kontinuierlich von einem Pol zum anderen springt. Das zweite Modell (2b) bewertet Depression und Manie als weitgehend unabhängige Dimensionen. Dieses Modell erlaubt, im Gegensatz zu Modell 1, eine Lokalisation der verschiedenen affektiven Störungen und gleichzeitig die Lokalisation einer spezifischen Person in Abhängigkeit von ihrem aktuellen Zustand. Dieses dimensionale Modell ermöglicht auch die Intergration von Befunden, die zeigen, dass verschiedene psychologische und soziale Faktoren differenzielle Assoziationen mit Manie und Depression aufweisen. So erweist sich soziale Unterstützung als günstig im Hinblick auf die Genesung von einer bipolaren Depression, zeigt jedoch keinerlei Zusammenhänge zur Remission von einer Manie.

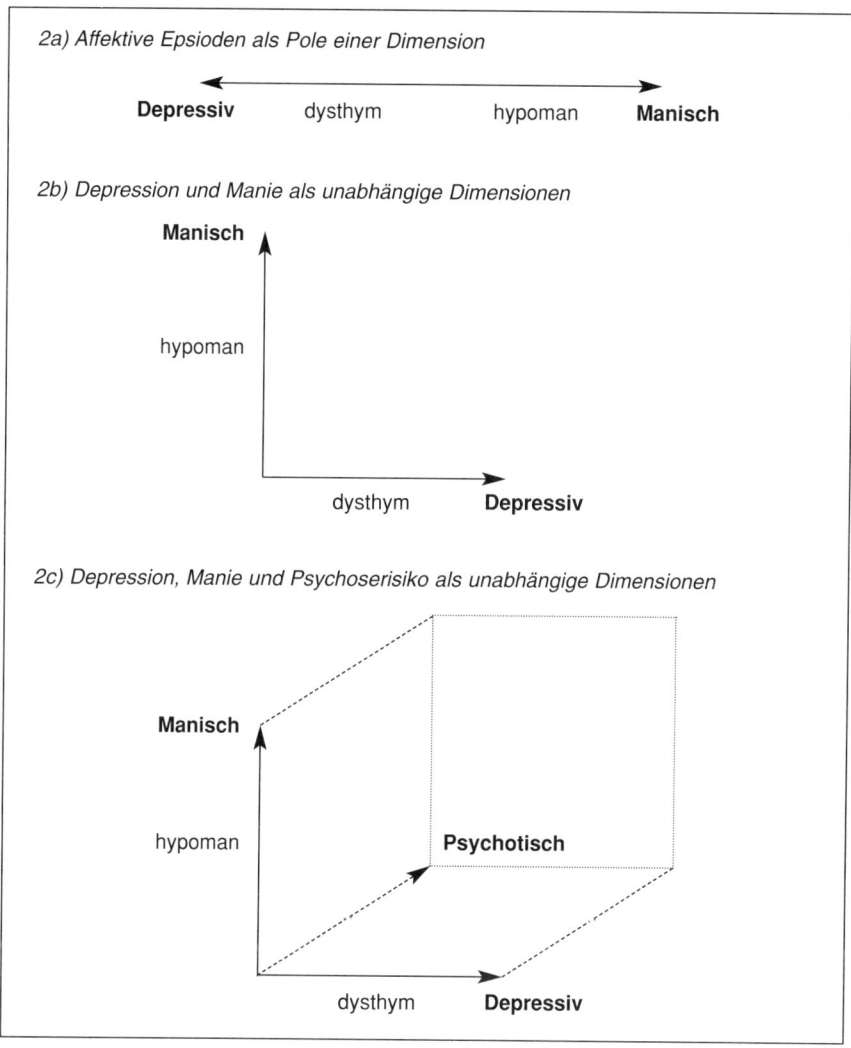

Abbildung 2: Modellvorstellungen bipolar affektiver Störungen

Eine extreme Auslegung dieses Modells würde sogar bedeuten, dass es sich bei der bipolar affektiven Störung nicht um „*eine*" Erkrankung handelt. Betroffene leiden stattdessen komorbid an zwei getrennten Störungen, an Depressionen und an (Hypo-)Manien.

Das dritte Modell (2c) stellt lediglich eine Erweiterung des zweiten dar, aber erlaubt in seinem dreidimensionalen Verständnis die Berücksichtigung von psychotischen Symptomen. In den vorherigen Modellen stellen psychotische Symptome jeweils schwerste Ausprägungen einer Manie und einer Depression dar, während hier dem Umstand Rechnung getragen wird, dass nur etwa 50 % der bipolaren Patienten psychotische Symptome zeigen, diese Patientengruppe sich jedoch noch hinsichtlich anderer Merkmale (z. B. neuropsychologisch, genetisch) von der Patientengruppe ohne psychotische Symptome unterscheidet.

2.1 Genetik

Niemand kann heute bestreiten, dass genetische Faktoren für die Entstehung der bipolar affektiven Störung eine entscheidende Rolle spielen. Familienstudien belegen, dass Angehörige ersten Grades eines Patienten mit einer bipolar affektiven Störung Erkrankungsraten von etwa 11 % für bipolare und 16 % für unipolare Störungen, gegenüber Raten von 1 % bzw. 7 % bei Gesunden aufweisen. Bezogen auf das affektive Störungsspektrum lässt sich ein Lebenszeitrisiko von 24 % für Angehörige von bipolaren Patienten, gegenüber einem Lebenszeitrisiko von 7 % von Gesunden errechnen. Zwillingsstudien ergeben Konkordanzraten von 50 % bis zu 80 % bei monozygoten verglichen mit 10 % bei dizygoten Paaren. Schließlich zeigen auch Adoptionsstudien, dass die Rate von nach der Geburt wegadoptierten Kindern bipolarer Eltern ein deutlich erhöhtes Risiko für eine bipolar affektive Störung aufweisen und die Erkrankungsrate dieser Adoptionskinder bedeutsam (bis 15-fach) höher liegt als die Kontrollkinder der Adoptionsfamilien.

> 80 % Heredität für bipolare Störungen, bei Beteiligung von zahlreichen Genen

Aus diesen Befunden errechnet sich eine Heredität von 80 bis 90 % für bipolar affektive Störungen. Dies ist für die manische, insbesondere die manisch-psychotische Symptomatik ausgeprägter als für die depressive Symptomatik. Gleichzeitig wird deutlich, dass bei der Entstehung einer so komplexen Erkrankung zahlreiche Gene und Interaktionen von Genomabschnitten beteiligt sind. Gegenwärtig geht es darum die relevanten Chromosomenabschnitte und Kandidatengene zu identifizieren, die als Grundlage an der Entstehung von affektiven Störungen beteiligt sind. Es ist dabei zu erwarten, dass es keine spezifische Genetik der bipolar affektiven Störung geben wird, sondern eher genetische Grundlagen für bestimmte Temperamente, Persönlichkeitszüge, Reizverarbeitungen, Emotionen, Impulse, somatische, neurobiologische bzw. psychologische Reaktionsweisen, die dann in Interaktion mit bestimmten Lebenserfahrungen zu einer spezifischen Erkrankung führen (Cichon & Rietschel, 2007).

2.2 Neurobiologie

Als relevante *Neuromodulatoren* bei bipolar affektiven Störungen gelten das noradrenerge, das dopaminerge, das serotonerge, das cholinerge, das GABAerge und das glutamaterge Transmitterssystem (Goodwin & Jamison, 2007).

Es liegen zahlreiche Belege dafür vor, dass bei affektiven Störungen das noradrenerge System fehlreguliert ist. Das scheint auch für depressive Episoden im Rahmen einer bipolar affektiven Störung zu gelten. Während einer manischen Episode ist der Umsatz an Katecholaminen gesteigert. Bipolare Patienten weisen eine höhere Ausschüttung und Dysregulation auf, als unipolar depressive Patienten. Antidepressiva und Lithium reduzieren generell den norardrenergen Grundumsatz und die Beta-Rezeptorendichte im limbischen System.

Dysregulation von noradrenergen, dopaminergen, serotonergen, cholinergen, glutamatergen und GABAergen Neuromodulatoren

Obgleich antidepressiv bzw. antimanisch wirkende Medikamente, ebenso wie eine Elektrokrampfbehandlung, klare Auswirkungen auf das dopaminerge System haben, sind die Hinweise auf eine primäre Störung des dopaminergen Systems bei bipolar affektiven Störungen spärlich. Dennoch besteht kein Zweifel, dass Dopamin bei Motivation, Belohung und Antrieb eine entscheidende Rolle spielt.

Das serotonerge System ist während einer Depression sowie bei Suizidalität dysfunktional (reduziert). Belege kommen von Studien an Metaboliten (5-HIAA), zur Rezeptorbindung, an 5-HAT Transportern, mittels Challenge und Suppression sowie PET. Studien an bipolaren Patienten weisen auf vergleichbare Fehlregulationen hin. Während depressiver Episoden weisen bipolare Patienten und depressive Patienten mit bipolar erkrankten Angehörigen eine deutlich reduzierte Serotoninbindung (5-HT 1A) auf. Ein reduziertes Tryptophanniveau (Vorläufer des Serotonin) scheint ein Prädiktor (Endophänotyp) für eine bipolar affektive Störung zu sein.

Lithium potenziert zwar die cholinerge und die glutamaterge Response, ebenso wie cholinerg wirkende Agonisten antimanische Effekte aufweisen, doch scheint die Bedeutung des cholinergen und des glutamatergen Systems bei bipolar affektiven Störungen gering bis unklar zu sein. Ebenso unklar ist gegenwärtig die Bedeutung des GABAergen Systems. Es wird jedoch diskutiert, dass Verluste von GABA-Neuronen im limbischen System und die damit verbunde Dysfunktion relevant für bipolar affektive Störungen sein könnten.

Neuroendokrine Systeme. Nebennierenrindenachse (Glucocorticoide), Schilddrüsenachse (Thyrosine), Gonadenachse (Testosteron, Östrogen, Wachstumshormone) und zahlreiche Neuropeptide (Opioide, Samatostatin, Vasopressin, Substanz P, Neuropeptid Y, Oxytocin u. a.) sind bei affektiven Störungen fehlreguliert und werden durch eine Behandlung normalisiert (Manji et al., 2003). Es wird jedoch davon ausgegangen, dass diese Fehlfunktionen die Folge von verschiedenen Neurotransmitterstörungen und Signalübertragungspfaden (z. B. G-Protein, cAMP, Calcium, GSK-3beta) sind, welche wiederum durch (unbekannte) genetische Vulnerabilitäten und Umweltbelastungen verursacht werden. So ist inzwischen mehrfach gezeigt worden, dass durch eine Elektrokrampfbehandlung, Antidepressiva und stimmungsstabilisierende Medikamente die Neurogenese, z. B. im Hippocampus, aktiviert wird. Man stellt sich dazu vor, dass es durch diese Therapien zur veränderten bzw. gesteigerten Genexpression im Zellkern und der Ausschüttung neurotroper Botenstoffe kommt, was zur Sprossung von Dendriten, der Steigerung der synaptischen Vernetzung und Erhöhung der Rezeptordichte führt, und darüber die Tryptophan-Serotonin-Schiene aktiviert wird.

Unspezifische neuroanatomische und funktionelle (orbitofrontal, Striatum, Inselregion, Nucleus caudatus und anteriore cingulärer Kortex) Veränderungen eher Folge der Erkrankung

Unspezifische *neuroanatomische* Veränderungen bei Patienten mit einer bipolar affektiven Störung betreffen Vergrößerungen von Hirnventrikeln (laterale V, dritter V) und Erweiterungen kortikaler Sulci sowie Volumenabnahmen im Hippocampus und Corpus callossum, dem (prä-)frontalen und cerebellären Kortex (Kempton et al., 2008). Diese strukturellen Veränderungen werden heute eher als Folge der bereits geschilderten neuroendokrinen und neuromodulatorischen Störungen aufgrund genetischer und lebensgeschichtlicher Einflüsse angesehen.

Für die bipolar affektive Störung relevante und spezifischere *neuronale Funktionen* betreffen Störungen im dorsolateralen präfrontalen und temporalen Kortex, der Amygdala, den Basalganglien und dem anterioren Cingulum. Auch hier dominieren bislang Studien an unipolar depressiven Patienten bzw. bipolaren Patienten in einer depressiven Episode. Die meisten Funktionsstörungen sind abhängig von der aktuellen Symptomatik und normalisieren sich mit der Remission. Welche ursächliche Bedeutung derartiger Funktionseinschränkungen oder der erhöhten Störanfälligkeit dieser neuronalen Funktionskreise insbesondere bei bipolar affektiven Störungen zukommt, bleibt bislang unklar (Goodwin & Jamison, 2007).

2.3   Neuropsychologie

Neben der Beurteilung des globalen kognitiven Funktionsniveaus (Intelligenz) akut kranker bzw. remittierter Patienten, geht es hierbei vor allem um die Beurteilung der Aufmerksamkeitsleistungen, der Merkfähigkeit (Gedächtnis), des Lernens, der Handlungsregulation (exekutive Funktionen), der Emotionsregulation (Impulskontrolle) bei Patienten mit einer bipolar affektiven Störung. Insgesamt ist die Befundlage z. T. noch widersprüchlich, oft dürftig und nicht frei von der Möglichkeit, dass die gefundenen Defizite und Unterschiede eher die Folge der Erkrankung (z. B. aufgrund mehrerer Krankheitsepisoden) oder Ausdruck der akuten Symptomatik (Krankheitszustand) sind, als Prädiktoren oder gar Vorläufer des Krankheitsausbruchs.

Eine Metaanalyse zur Intelligenz (gesamt IQ, verbale und handlungsbezogene Intelligenz) ergibt, dass bipolare Patienten, unabhängig davon, ob akut symptomatisch oder remittiert, niedrigere Testwerte als gesunde Kontrollpersonen erzielen. Diese Effekte sind mit 0.3 bis 0.7 gering bis mäßig. Bezogen auf das psychomotorische Funktionsniveau (Geschwindigkeit, Organisiertheit, Spontanaktivität, Sprache) ergeben sich aus den vorliegenden Studien signifikante Unterschiede zwischen Patienten mit einer bipolar affektiven Störung in Remission und gesunden Kontrollpersonen (0.55). Es scheint berechtigt, anzunehmen, dass diese psychomotorischen Defizite bei den bipolar depressiven Patienten sogar stärker ausgeprägt sind als bei unipolar depressiven Patienten.

Neuropsychologisch zeigen sich Defizite der Aufmerksamkeit, des Kurzzeitgedächtnisses, des Lernens und der Handlungsregulation

Die Aufmerksamkeit ist im manischen Zustand am deutlichsten beeinträchtigt (0.75) und in Remission zwar verbessert, doch mit 0.54 noch immer deutlich schlechter als bei gesunden Kontrollpersonen. Aufmerksamkeitsdefizite finden sich unabhängig von der Art der verwendeten Aufgaben und stabil über 39 Studien. Unklar ist oft der Einfluss der Medikamente, die zeitgleich eingenommen werden.

Die Lern- und Kurzzeitgedächtnisleistungen bei verbalem und non-verbalem Material fallen für bipolare Patienten deutlich schlechter (0.91) als für gesunde Kontrollpersonen aus. Diese Defizite bleiben auch nach der Remission einer affektiven Episode erhalten (0.81).

Exekutivfunktionen repräsentieren komplexe Funktionen (Metakognitionen) des Abstrahierens, Regelerkennens und der Handlungskontrolle. Defizite ergeben sich für Patienten mit einer bipolar affektiven Störung in allen Erkrankungsphasen und in Remission. Die Effekte sind mit Effektstärken von 0.75 bzw. 0.79 beachtlich. Auch bezogen auf räumliches Denken zeigen akut kranke sowie remittierte Patienten mit einer bipolar affektiven Störung deutliche Einbußen (0.57 bzw. 0.65). Unklar ist allerdings, inwieweit diese testpsychologisch feststellbaren Unterschiede Einfluss auf das alltägliche Funktionieren haben.

Bislang wenig beforscht sind die sog. „hot cognitions", also emotionsrelevante und emotionsregulative Kognitionen (Gesichterverarbeitung, Handlungshemmung, Impulskontrolle). Erste Befunde zeigen jedoch, dass euthyme Patienten mit einer bipolar affektiven Störung gegenüber gesunden Kontrollpersonen deutliche Defizite aufweisen (Wessa et al., 2007). Bei Wahrnehmung emotionaler Reize „springt" das sowieso schon hoch regulierte Aufmerksamkeitssystem rasch an, was dazu führt, dass die Verarbeitung emotionaler Reize und die erforderlichen ziel- und aufgabenrelevanten Regulationsmechanismen „versagen".

Die offensichtlichen und unabhängig vom aktuellen Zustand nachweisbaren Einschränkungen vor allem in der handlungsbezogenen Intelligenz, der Motorik, der Aufmerksamkeit, des Lernens, des Gedächtnisses, der emotionalen Informationsverarbeitung, der visuell-räumlichen und der exekutiven Funktionen korrespondieren mit den zuvor dargestellten neurobiologisch relevanten Strukturen. Übereinstimmend lässt sich folgern, dass mit bipolar affektiven Störungen Funktionsstörungen (Überaktivierung) in ventral-limbischen (Amygdala), temporalen und dorsalen Strukturen korrespondieren.

Dies deckt sich mit Befunden bei Jugendlichen mit einer (remittierten) bipolaren Störung bei positiver Familienanamnese. Dort findet sich eine bedeutsame Überaktivität des orbitofrontalen Kortex, des anterior cingulären Kortex, des Striatum, der Inselregion und des Nucleus caudatus.

2.4 Verhaltensaktivierung

Das „Behavioral Activation System" (BAS) ist eines von zwei zentralen neurobehavioralen Systemen, dem Bedeutung für motivationales und zielgerichetets Verhalten unterstellt wird. Das BAS wird durch reale oder antizipierte Situationen aktiviert, die potenziell Verstärkung oder Belohnung versprechen oder deren Verlust androhen. Während ersteres z. B. mit vermehrter Energie und positivem Affekt einhergeht, kann ein Belohnungsaufschub bzw. die Bedrohung der antizipierten Verstärkung Reizbarkeit und Aggression zur Folge haben.

Die Tabelle 3 fasst die Bedeutung von BAS für affektive, kognitive und verhaltensbezogene Prozesse zusammen und illustriert so, wie eine extrem hohe Aktiviertheit bzw. Reagibilität des BAS den Symptomen einer Manie entspricht, während eine Unteraktivierung des BAS weitgehend dem Bild einer Depression gleicht.

Keine affektive, eher Antriebsstörung (Über- bzw. Unterfunktion)

Diesem Modell nach ist eine bipolar affektive Störung primär keine affektive Störung, sondern eine Störung im Antrieb bzw. der Aktivierung, in deren Folge sich auch der Affekt ändert. Mit der Manie (BAS-Aktivierung) als extrem positiver Affekt (Euphorie) und mit der Depression (BAS-Reduktion) als Fehlen von positivem Affekt (Anhedonie, Freudlosigkeit).

Es werden interindividuelle Unterschiede in der Reagibilität des BAS angenommen, die ein ständiges Hin-und-Her bzw. die Neigung zur Über- bzw. Unterstimulation habituell festlegen. Es wird ferner davon ausgegangen, dass es interindividuelle Unterschiede gibt, ob und wie leicht das System aus der Balance gerät bzw. wie leicht es sich auf einem hohen oder niedrigen Niveau nach einer entsprechenden Auslenkung stabilisiert. Ist das BAS einer Person hochreagibel und tendiert zur verlängerten Dysregulation, dann ist die Wahrscheinlichkeit hoch, dass die betroffene Person früher oder später eine erste Manie und/oder Depression erleidet.

Ätiologische Bedeutung von BAS unklar

Obgleich aktuelle Studien die Bedeutung dieses Modells für das Verständnis bipolar affektiver Störungen (vor allem bei Manien) unterstreichen (Alloy et al., 2008), ist dessen ätiologische Relevanz ungeklärt. Es wird angenommen, dass die Instabilität bzw. Reagibilität des BAS durch genetische oder andere unbekannte Faktoren in der Person verankert ist und stabil determiniert wird. Das Auftreten einer depressiven bzw. manischen Episode wird jedoch durch alltägliche, umweltverursachte Belastungen, eigene Ver-

Tabelle 3: Kategorisierung „bipolarer" Verhaltensdimensionen bezogen auf das „Behavioral Activation System"

		(Hypo-)Manie = = BAS ↑		Depression = BAS ↓
Motorisch	Lokomotion	hyperaktiv	↔	verlangsamt,
	Sprache	schnell, vermehrt	↔	schleppend, verringert
	Mimik	ausdrucksvoll	↔	ausdruckslos
Anreiz-Belohnungs-Motivation	Hedonie	exzessives Interesse und Lust	↔	anhedon, interesselos
	Wunsch nach Aufregung/Neuem	exzessive Beschäftigung mit vielen und neuen Tätigkeiten	↔	Vermeidung von Stimulation
Stimmung		gehoben, euphorisch, reagibel	↔	gefühllos, depressiv, nicht reagibel
Unspezifische Erregung („Arousal")	Appetit	verringert	↔	erhöht
	Energie	grenzenlos, gesteigert	↔	leicht ermüdbar, energielos
	Schlaf	verringertes Schlafbedürfnis	↔	Hypersomnie, Tagschlaf
	Denken	schnell, Ideenflucht	↔	verlangsamt, Entscheidungsprobleme
	Aufmerksamkeit	geschärft bis ablenkbar	↔	verringert, schwerfällig

haltens-, Bewältigungs- und Verarbeitungsweisen, durch Anforderungen und Ansprüche, Ziele und Selbststeuerung bedingt.

Therapeutisch ergibt sich aus diesen Überlegungen, dass eine Stabilisierung des BAS durch Erlebens- und Verhaltenskontrolle, Stressreduktion und angemessenen Lebensrhythmus möglich und für die Verhinderung einer neuen Krankheitsepisode entscheidend ist.

2.5 Biorhythmus und soziale Zeitgeber

Ehlers, Frank und Kupfer (1988) entwickeln zum Verständnis der bipolar affektiven Störung ein Modell, das aus ihren Forschungen zum Schlaf, den Schlafstörungen, der gestörten Schlafarchitektur und dem Schlafentzug im Rahmen einer Depression entstanden ist. Die Autoren schlagen die Hypothese vor, dass circadiane Rhythmen bzw. deren Störung eine zentrale Rolle in der Genese affektiver Symptome spielen. Gestörte, instabile oder zeitlich verschobene circadiane Rhythmen führen zu Veränderungen in allen körperlichen Systemen, wie Hormon- und Neurotransmitterausschüttungen, Körperstoffwechsel und Metabolismus und Immunkompetenz. Die Folge dieser Rhythmusstörungen sind physischer, sozialer und psychischer Art. Es treten Missempfindungen, Beschwerden, Antriebs- und Aufmerksamkeitsstörungen, Erlebens- und Appetitstörungen, Verhaltens- und Interaktionsstörungen auf. Unter der Annahme, das eine bestimmte Person für diese Regulationsstörungen empfänglicher ist als eine andere und bei ihr die Auslenkungen stärker ausfallen und länger persistieren, kann es zu einem Aufschaukelungsprozess kommen, der bei einer vulnerablen Person zu Beeinträchtigungen der Schlaf-Wach-Regulation führt und darüber es zur Auslösung manischer bzw. depressiver Episoden kommt.

> **Für die Entstehung relevant sind Störungen der circadianen Rhythmik**

Als Störungsquellen der biologischen Rhythmen kommen vor allem soziale und umweltbedingte Faktoren (z. B. Berufstätigkeit, Partnerschaftsinteraktionen, Freizeitverhalten) in Frage. Vor allem soziale Faktoren scheinen eine stabilisierende und strukturierende Funktion auf biologische Rhythmen zu haben.

So kann z. B. der Verlust des Arbeitsplatzes dadurch zu einer Krankheitsepisode führen, weil wesentliche (soziale) Zeitgeber wegfallen, es zu Störungen der regelmäßigen Alltagsstruktur, der Ernährung, des Schlaf-Wach-Verhaltens und der entlastenden sozialen Kontakte kommt. Diese Störung der sozialen Zeitgeber führt dann zu einer Störung der circadianen neuronalen und endokrinen Rhythmen und schließlich zu affektiven Symptomen.

> **Auslöser sind soziale und andere externe Faktoren**

In mehreren Studien konnte gezeigt werden, dass belastende Lebensereignisse, die zu einer Störung des sozialen Rhythmus führten, das Risiko für die Auslösung manischer Episoden erhöhten. Eine Störung des sozialen, circadianen Lebensrhythmus erwies sich dabei als der entscheidende Stressor für die Auslösung einer (erneuten) Episode.

Therapeutisch ist folglich für vulnerable bzw. bereits erkrankte Personen relevant, eine gewisse Alltags- und soziale Struktur zu schaffen bzw. aufrechtzuerhalten und auf einen stabilen Schlaf-Wach-Rhythmus zu achten.

2.6 Temperament und Persönlichkeit

Wiederholt wurde die Bedeutung überdauernder Merkmale der Persönlichkeit im Vorfeld manischer und depressiver Störungen diskutiert. Bestimmte Eigenschaften (Extraversion, Hyperthymie, Neuigkeits- und Sensationssucht) oder ein zyklothymes bzw. hypomanisches Temperament bei Jugendlichen werden als Risikofaktoren für die Entwicklung einer bipolar affektiven Störung im späteren Leben diskutiert.

> **Keine Belege dafür, dass Persönlichkeit und Temperament bedeutsam sind**

Die Befundlage ist bezogen auf die ätiologische Relevanz uneinheitlich und eher negativ.

2.7 Kognitionen und Informationsverarbeitung

Psychische Störungen wie Ängste, Depressionen oder Manien sind, so Beck (1976), die Folge kognitiver Störungen und Fehlfunktionen. Angst resultiert aus der Überzeugung „bedroht" zu werden und einer Gefahr oder Kathastrophe ausgesetzt zu sein. Depression ist das Ergebnis der Überzeugung, dass man auf die Zukunft und die Umwelt keinen Einfluss nehmen kann, hilflos und ausgeliefert ist. Die Vergangenheit ist eine Anhäufung von Fehlern, die durch eigenes Versagen selbst verschuldet wurden. Auch positive Affekte resultieren aus Bewertungs- und Verarbeitungsprozessen. Euphorie und Glück ergeben sich aus der (Selbst-)Beurteilung der eigenen Größe und Fähigkeiten. (Hypo-)Manie steigert dies noch und es kommt zu einer „Inflation" des Selbstwerts und der Selbstüberschätzung.

Diese kognitiven Muster und Merkmale sind als automatisch (nicht bewusst) ablaufende Bewertungen und Gedanken und auf einer Metaebene als übergeordnete „Schemata" oder Grundüberzeugungen (Selbstwert, Selbstbild, Werthaltungen, Oberpläne) konzeptualisiert. In der Folge von Sozialisation, Verstärkung, Modellen, Erziehung, traumatischen Erfahrungen, Erfolgen, Misserfolgen, Verlusten usw. über die Lebensspanne, doch vor allem in den ersten zwei Lebensjahrzehnten, werden diese Verarbeitungsmuster gebildet und „überlernt". Sie sind als komplexe Handlungspläne und Persönlichkeitsmuster automatisiert und durch bestimmte neue, vor allem persönlich bedeutsame Ereignisse und Erfahrungen (Reize, Stimuli, Situationen, Gefühle, Zustände usw.) rasch aktivierbar. Sie haben eine hohe motivationale Bedeutung, da sie Empfindungen, Verhalten, Erleben und Denken unmittelbar beeinflussen.

Hypomanie und Manie werden diesem Modell nach als Spiegelbild der Depression gesehen. Depressionen lassen sich durch eine negative kognitive Triade bezogen auf das Selbst, die Umwelt und die Zukunft verstehen. Maniforme Zustände durch eine entsprechend positive kognitive Triade. Dabei werden das Selbst und die eigenen Fähigkeiten idealisiert und überschätzt. Die Umwelt bietet entweder alle Möglichkeiten (Spaß, Erfolg) oder sie wird behindernd erlebt und als irrelevant bei Seite geschoben. Die Zukunft ist großartig und wartet nur auf einen.

In der Depression dominiert die negative kognitive Triade, während in der Manie die positive kognitive Triade vorherrscht

Diese Fehlfunktionen bestimmen die Wahrnehmung, die Informationsselektion, die Erwartungen, die Handlungsplanung und das Verhalten. Es kommt zu depressions- bzw. manietypischen Verzerrungen, Fehlern, Über- und Untertreibungen, Schwarz-Weiß-Denken, Personalisierungen, Ursachenzuschreibungen und Übergeneralisierungen. Die „Ursache" bipolar affektiver Störungen liegen in diesen in der Person verankerten kognitiven Prozessen, die einseitig, eindimensional, absolutistisch, global, undifferenziert, global und invariant sind.

Die Abbildung 3 illustriert diese Überlegungen für die Manie und macht dabei deutlich, dass kognitive Prozesse auf die Alltagsgestaltung, den Schlaf-Wach-Rhythmus, körperliche Vorgänge und die sozialen Interaktionen Einfluss nehmen und in ein Rückmeldesystem eingebunden sind, was zur Stabilisierung bzw. Destabilisierung aller beteiligten Systeme beiträgt.

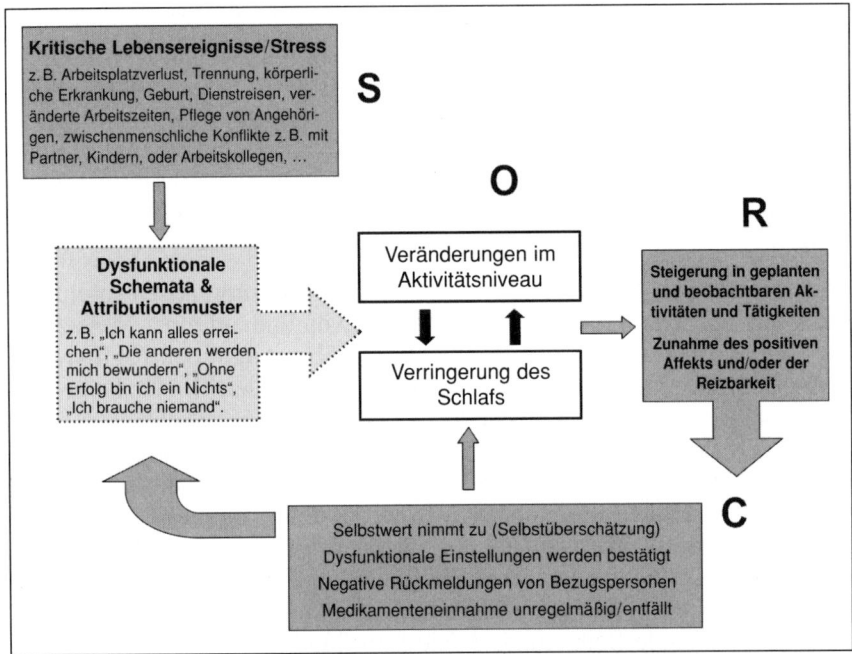

Abbildung 3: Kognitiv-behaviorale Aufschaukelung hin zu einem manischen Zustand

Der kognitive Kreislauf beginnt oft mit Veränderungen des Schlaf-Wach-Rhythmus

Das Modell (vgl. Abb. 3) erlaubt die Einordnung vielfacher klinischer Beobachtungen, so z. B., dass bei manchen Patienten oder bei noch nicht erkrankten Jugendlichen zuerst eine Veränderung im Schlaf-Wach-Rhythmus bzw. durch bestimmtes Verhalten stattfindet. Bei anderen startet die Krankheitsentwicklung bzw. eine affektive Episode mit Änderung im Aktivitätsniveau bzw. Verhaltensäußerungen. Bei wieder anderen ist zunächst der Antrieb gestört oder der Affekt auffällig, was sich z. B. in plötzlicher Reizbarkeit zeigen kann. Diese Auffälligkeiten verstärken sich wechselseitig und sind in Feedbackschleifen eingebunden, die sich wechselseitig verstärken. Bei vielen treten affektive Veränderungen, wie gehobene oder gereizte Stimmung erst zeitlich verzögert auf. Die Folgen daraus sind dann eine Steigerung des Selbstwerts, Schlafreduktion, Besorgnis und Kritik des sozialen Umfelds, Nicht-Einnahme von Medikamenten usw. Es kommt so ein Aufschaukelungsprozess in Gang, der zu dem voll ausgeprägten Bild einer depressiven bzw. manischen Episode führen kann.

Diese Beispiele machen auch deutlich, wie durch eigenes Verhalten kurzfristig weiterer Stress erzeugt wird, der das psychologische, soziale und neurobiologische System weiter destabilisieren kann. Langfristigere Folgen, wie z. B. Gesundheitsrisiken, ungeschützte Sexualkontakte, Gefährdung des Arbeitsplatzes oder des Betriebs, rechtliche und finanzelle Schwierigkeiten, sind hier unter den Konsequenzen nicht eingeordnet, da sie nicht unmittelbar zur Aufrechterhaltung des depressiven bzw. manischen Zirkels beitragen.

Ab einer Schwelle bzw. einem bestimmten Schweregrad der Symptomatik entwickelt sich eine Eigendynamik, die weitgehend unabhängig von äußeren Bedingungen abläuft. Daher ist in dem Modell (vgl. Abb. 3) eine zweite Rückkoppelungsschleife enthalten. Diese soll verdeutlichen, wie sich z. B. ein manformer Zustand über eine zunehmende (psychomotorische) Aktivierung und ein zunehmendes Schlafdefizit immer mehr steigern kann, bis beispielsweise ein psychotisches Stadium erreicht ist, in dem Größenwahn, Paranoia, desorganisiertes Denken und Verhalten (z. B. kunterbunte oder schmutzige Kleidung, groteske Schminke) als Symptome dominieren.

Als Evidenzen für diese kognitiven Modellvorstellungen werden oft Studien zitiert, die bei bipolaren Patienten ein ähnlich hohes Ausmaß an dysfunktionalen Einstellungen finden wie bei euthymen oder aktuell unipolar depressiven Patienten. Dysfunktionale Attributionsmuster wurden im Vorfeld depressiver und manformer Symptome ebenfalls gefunden. Demgegenüber konnten wir bei remittierten Patienten mit einer bipolar affektiven Störung keine kognitiven Auffälligkeiten im Vergleich mit Gesunden mehr nachweisen. Denkbar ist, dass kognitive Vulnerabilitäten nur unter besonderen Bedingungen, z. B. Schlafdeprivation oder Stimmungsinduktion, vor Erkrankungsbeginn oder während eines euthymen Zustands zu erkennen und zugänglich sind.

Unklar, welche ätiologische Bedeutung die kognitiven Dysfunktionen haben

In jedem Fall kommen den geschilderten kognitiven Auffälligkeiten für den Verlauf und vor allem für die Therapie der bipolar affektiven Störung Bedeutung zu. Sowohl die Krankheitseinsicht (Krankheitskonzept), die Haltung gegenüber der Erkrankung, also auch die Veränderung der geschilderten dysfunktionalen Wahrnehmungs- und Verarbeitungsmuster, sind Gegenstand erfolgreicher Interventionen, um damit das Rückfallrisiko zu reduzieren und neue Krankheitsepisoden zu verhindern.

2.8 Mehrfaktorielle (Diathese-Stress-)Modelle

Es besteht kein Zweifel, dass eine manisch-depressive Störung eine komplexe Erkrankung darstellt. Komplexe psychische Störungen werden nicht allein durch Gene oder neuronale Funktionsstörungen, durch traumatische

Erfahrungen, Stress oder Persönlichkeitszüge, durch Lernen, Verhalten oder dysfunktionale Kognitionen verursacht. Vermutlich sind alle diese Prozesse und Faktoren beteiligt. Es sind mehrfach Heuristiken und Intergrationsversuche vorgeschlagen worden, die diesem in weiten Teilen noch unbekannten multifaktoriellen Entstehungsprozess gerecht werden wollen.

Grundlegende biologische Vulnerabilität interagiert mit verschiedenen Faktoren der Person und der Umwelt

Ein Beispiel ist in Abbildung 4 dargestellt. Eine grundlegende biologische (genetische, neurobiologische) Vulnerabilität nimmt direkten Einfluss auf die Entstehung bzw. das Wiederauftreten einer Krankheitsepisode oder/und beeinflusst die Entwicklung einer depressiven bzw. manischen Episode vermittelt über Non-Compliance, Stress, Verhaltensstörungen und Schlafdeprivation.

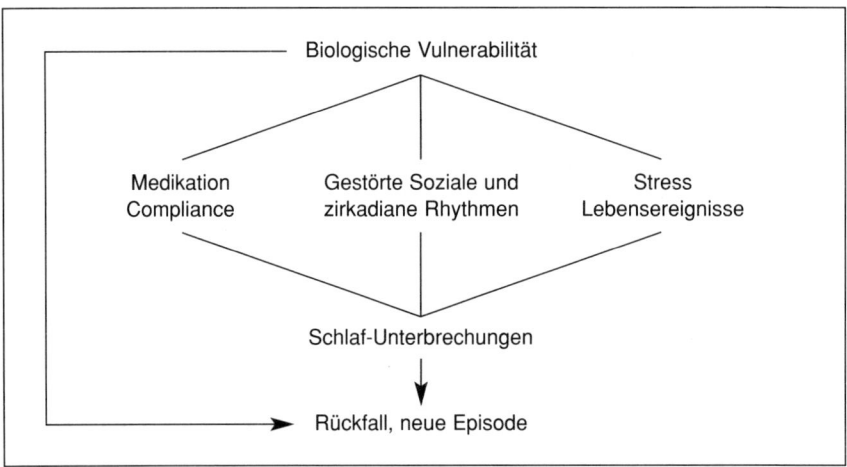

Abbildung 4: Vereinfachte Heuristik zum Verständnis der Entstehung und dem Verlauf bipolar affektiver Störungen

Ein stärker die genetischen Erkenntnisse berücksichtigendes, detailliertes Modell geht auf einen Vorschlag von Hasler et al. (2006) zurück. Die möglichen, z. T. bereits bekannten genetischen Grundlagen beeinflussen sogenannte neurobiologische, persönlichkeitspsychologische, neuropsychologische Endophänotypen, welche dann unter Einwirkung von Umweltfaktoren und Lebensbedingungen die Entwicklung einer ersten bzw. weiterer Krankheitsepisoden verursachen.

Schließlich haben Meyer und Hautzinger (2004) ein integratives, mehrfaktorielles Modell vorgeschlagen (vgl. Abb. 8 auf S. 45), das ähnlich gestaltet ist wie die zuvor genannten Heuristiken, doch Ansatzpunkte für die Psychopharmakotherapie und Psychotherapie bei Patienten mit bipolar affektiven Störungen liefert.

3 Diagnostischer Prozess und relevante Instrumente

Im Folgenden sollen Methoden und Instrumente vorgestellt werde, die beim Erkennen und der Beurteilung bipolar affektiver Störungen, der Therapieplanung, der Verlaufsdokumentation und der Evaluation (Qualitätskontrolle) der Behandlung und Rückfallprophylaxe bipolar affektiver Störungen angemessen sind und eingesetzt werden sollten.

Unabhängig von einer späteren Therapie geht es bei der Diagnostik von Hypomanie bzw. Manie ebenso wie bei der Depression zunächst um die Erfassung affektiver, kognitiver, somatischer und verhaltensbezogener Auffälligkeiten (Symptome). Dies schließt die Beurteilung des akutellen (akuten) Zustands, aber auch des Verlauf, des Wechsels der Polarität der affektiven Episoden und der Remissionsphasen (sog. „euthymen Phasen") ein. Eine multimethodale und multimodale Diagnostik, die verschiedenste Perspektiven berücksichtigt (z. B. Patientenaussagen (Selbstaussagen), Angehörigeninformationen und klinische Einschätzungen (Fremdbeurteilungen, Verhaltensbeobachtungen usw.) gilt heute als selbstverständlich und als Qualitätsstandard.

Betroffene und Angehörige sind valide Informationsquellen

Immer wieder wurden Zweifel geäußert, inwieweit die Betroffenen insbesondere während maniformen Zuständen zuverlässig und korrekt über ihre aktuelle Situation, ihre Symptome und deren Entwicklung Auskunft geben können. Es lässt sich nicht abstreiten, dass manche Patienten in einem hypomanen oder gar manischen Zustand ihr Befinden anders einschätzen, ihre Wahrnehmungen verzerrt sind und etwaige Konsequenzen ihres Handelns unterschätzen, doch dies sind Ausnahmen, die eher bei psychotischen Zuständen auftreten. Bei der weitaus größten Anzahl von Patienten wird die Validität der erhobenen diagnostischen Informationen vom Verhalten des Interviewers und Klinikers bestimmt und nicht von der depressiven oder manischen Symptomatik. Es ist unsere Erfahrung, dass z. B. Dissimulation und Bagatellisierungsstendenzen dann besonders auftreten, wenn Patienten sich in die Defensive gedrängt fühlen.

3.1 Verfahren zur Vorauswahl (Screening)

Für den Verdacht auf eine „bipolar affektive Störung" ist das Vorliegen mindestens einer hypomanen oder manischen Episode Voraussetzung. Daher fokussieren Instrumente zur Verdachtsdiagnostik und Vorauswahl (Screening) vor allem auf die Erfassung manifomer Symptome. Gegenwärtig liegen zwei Screeninginstrumente vor, der MDQ (*Mood Disorder Questionnaire*; Hischfeld et al., 2000, dt. Version: Hautzinger & Meyer, 2002) und

Als Screening haben sich MDQ und HCL bewährt

die HCL (*Hypomanie Checkliste-32*; Angst et al., 2005). Bei beiden Instrumenten geht es ausschließlich um die Frage, ob jemals eine hypomane oder manische Episode aufgetreten ist. Es geht nicht um das Vorliegen oder den Schweregrad aktueller maniformer Symptome.

Der *MDQ* umfasst 13 Fragen zu maniformen Symptomen plus zwei Fragen zur Abschätzung, ob die gefundenen Symptome klinisch relevant sind. Bei ambulanten Patienten erwies sich ein Wert von 7 als optimal im Hinblick auf die Sensitivität und Spezifität: 70 % der bipolaren Patienten wurden als solche mit dem Instrument erkannt (= Sensitivität) und 90 % der Personen ohne bipolare Störung wurden richtigerweise als „nicht bipolar" identifiziert (= Spezifität).

**Fragen des Mood Disorder Questionnaire
(MDQ; vgl. Hautzinger & Meyer, 2002)**

Gab es jemals eine Zeit, in der Sie nicht Sie selbst waren und …

1. … Sie sich so gut oder überdreht fühlten, dass andere dachten, dass Sie irgendwie anders als gewöhnlich waren, oder waren Sie so aufgedreht, dass Sie in Schwierigkeiten gerieten?
2. … waren Sie so gereizt, dass Sie Leute anschrieen oder Streit oder Auseinandersetzungen angefangen haben?
3. … Sie viel weniger Schlaf als üblich brauchten und Ihnen dies nichts ausmachte?
4. … Sie sich viel selbstbewusster fühlten als gewöhnlich?
5. … Sie viel gesprächiger als sonst waren oder schneller redeten als üblich?
6. … Ihre Gedanken durch den Kopf rasten oder Sie Ihre Gedanken nicht bremsen konnten?
7. … Sie so leicht durch Dinge um Sie herum abgelenkt wurden, dass es Ihnen schwerfiel, sich zu konzentrieren oder bei der Sache zu bleiben?
8. … Sie viel mehr Energie als sonst hatten?
9. … Sie viel aktiver waren oder viel mehr Dinge unternahmen?
10. … Sie viel geselliger oder aufgeschlossener als üblich waren?
11. … Sie viel mehr Interesse an Sex hatten als gewöhnlich?
12. … Sie Dinge taten, die für Sie ungewöhnlich waren oder die andere für übertrieben, verrückt oder riskant gehalten haben?
13. … Ihre Geldausgaben Sie oder Ihre Familie in Schwierigkeiten brachten?

Die *HCL* umfasst 32 Items, die nicht nur Patienten mit einer Bipolar-I-Störung identifizieren sollen, sondern auch hypomane Phasen, wie sie bei einer Bipolar-II-Störung oder einer Zyklothymie typisch sind. Die Items sind verhaltensnah und konkret. Zu den Fragen, die auf maniformes Verhalten hindeuten, werden auch die erlebten Konsequenzen (positiv, negativ) erfasst. Die psychometrische Qualität ist gut und die Sensitivität bzw. Spezifitizität der Skala ist hoch (Angst et al., 2005).

3.2 Interviews zur syndromalen Diagnostik

Der Einsatz der Screeningsinstrumente ermöglicht keine diagnostische Entscheidung. Dies erfolgt erst aufgrund klinischer Beurteilung anhand von strukturieren Interviews. Bewährt und hilfreich ist das Strukturierte Klinische Interview (SKID, Hautzinger & Meyer, 2002).

Der Vorteil des SKID liegt vor allem darin, dass es möglich ist, alle Symptome affektiver Episoden unter Einschluss psychotischer Symptome zu erfassen. Es ermöglicht so unmittelbar eine differenzialdiagnostische Entscheidung affektiver und psychotischer Störungen. Die Unterscheidung in Bipolar I und II wird dabei ebenfalls berücksichtigt. Außerdem wird auch das Vorliegen möglicher komorbider Störungen (z. B. Substanzmissbrauch) geprüft. Dies nicht nur im Hinblick auf die aktuelle Lage, sondern auch, ob entsprechende Probleme bzw. Diagnosen in der Vorgeschichte vorlagen.

Ein strukturiertes klinisches Interview erlaubt Beurteilung maniformer und depressiver Episoden, damit die zuverlässige Diagnosestellung

3.3 Akute Symptomatik

3.3.1 *Selbstbeurteilungsinstrumente*

Patienten in einem depressiven, hypomanischen bzw. manischen Zustand können meist ihren eigenen Zustand valide beurteilen. Sie sind oft sogar bessere Experten für ihren eigenen Zustand als die Kliniker. Man kann zeigen, dass sich in den Selbstberichten der Patienten Stimmungsänderungen bereits früher abzeichneten, welche vom Pflegepersonal erst Tage später festgestellt wurden. Selbstberichte sind meist auch sensitiver gegenüber geringgradigen Veränderungen. Es liegt eine Fülle von Fragebögen und Selbstberichtsinstrumenten für die Erfassung des Schweregrads depressiver, doch auch maniformer Symptomatik vor (Hautzinger & Meyer, 2002). Hier sollen nur einige Empfehlungen dargestellt werden.

Bewährt hat sich das *Self-Rating Mania Inventory* (SRMI; Shugar et al., 1992), das inzwischen auch als deutsche Version unter dem Namen *Manie-Selbstbeurteilungsskala* (MSS) vorliegt. Die 48 Items werden mit „Ja" oder

"Nein" beantwortet. Der Bezugszeitraum variiert. Faktorenanalytisch lassen sich zwei Dimensionen extrahieren: hyperaktive Dysphorie und hedonistische Euphorie. Die MSS ist veränderungssensitiv und weist gute psychometrische Merkmale auf. Bräunig et al. (1996) berichten, dass die SRMI veränderungssensitiv ist und gute Test-Retest-Reliabilitäten aufweist. Die Spezifität erwies sich bei einem Wert von 14 mit 79 bis 80 % am höchsten, wobei die Sensitivität bei einem deutlich höheren Wert von 22 maximal war.

<small>Ausmaß depressiver bzw. manischer Phasen kann mittels MSS, ADMS, BDI im Selbsturteil erfasst werden</small>

Das international gebräuchlichste Selbstbeurteilungsinstrument zur Erfassung des Schweregrades einer depressiven Episode ist das *Beck Depressions-Inventar* (BDI-II; Hautzinger et al., 2006). Obwohl die 21 Items einige Merkmale bipolarer Störungen nicht ausreichend erfassen, wie z. B. vermehrter Appetit, vermehrter Schlaf, kann das BDI als valides Schweremaß verwendet werden. Ein Wert von 20 und mehr Punkten lässt sich bei über Dreiviertel depressiver Patienten finden. Ein BDI-Wert von über 12 darf bereits als auffällig gelten und ein Wert von über 16 Punkten kommt in nicht klinischen Gruppen kaum mehr vor.

Ein von uns entwickeltes Instrument, die *Allgemeine Depressions- und Manie-Skala* (ADMS; Meyer & Hautzinger, 2001) erlaubt sowohl die Beurteilung des Ausmaßes depressiver als auch maniformer Symptomatik. Sie besteht aus 13 Depressionsitems und 9 Manieitems (vgl. Kasten). Die beiden Subskalen werden getrennt ausgewertet. Die Depressionswerte (Items 1, 3, 5, 6, 9, 11, 12, 13, 15, 16, 18, 20, 21) können zwischen 0 und 39, die Maniewerte (Items 2, 4, 7, 8, 10, 14, 17, 19, 22) zwischen 0 und 27 Punkten liegen. Depressionswerte über 14 Punkte und Maniewerte über 8 Punkte sind klinisch auffällig und deuten auf eine deutliche Beeinträchtigung hin. Ziel einer Intervention sollte sein, die Depressionswerte unter 10 und die Maniewerte unter 6 Punkten zu senken bzw. in diesem Bereich zu halten.

Beispielitems der ADMS:

Manieitems:

Während der letzten Woche
… war ich ungewöhnlich glücklich, erregt oder überdreht.
… rasten meine Gedanken.
… war ich sehr reizbar.
… war ich extrem aktiv und mit vielen Dingen beschäftigt.
… war ich sehr leicht ablenkbar und verlor ständig den Faden.
… brauchte ich kaum Schlaf, hatte ich kein Schlafbedürfnis.
… redete ich deutlich mehr oder schneller als sonst.
… glaubte ich, ganz besondere Fähigkeiten, Kräfte zu haben.
… konnte ich nicht still sitzen und fühlte mich getrieben.

> *Depressionsitems (Auswahl):*
>
> Während der letzten Woche
> … konnte ich meine trübsinnige Laune nicht loswerden.
> … hatte ich Mühe, mich zu konzentrieren.
> … habe ich schlecht geschlafen.
> … war ich traurig.

Eine Sonderstellung nimmt die *Internal State Scale* ein (ISS). Mittels der ISS werden weniger die Häufigkeit und der Schweregrad depressiver und manifomer Symptome beurteilt, sondern vielmehr Gefühlszustände, Verhalten und Eindrücke während der letzten 24 Stunden.

Die ISS ist nach dem Prinzip der visuellen Analogskalen aufgebaut. Die Patienten sollen mit einem Kreuz auf einer 100 mm langen Linie, die zu einer Aussage gehört, kennzeichnen, wie es ihnen in den letzten 24 Stunden erging (z. B. „Ich fühlte mich innerlich großartig"). Faktorenanalytisch ergeben sich ein „Depressions-Index" (2 Items), ein „Wohlbefindens-Index" (3 Items) sowie die Faktoren „Aktivierung" (5 Items) und „wahrgenommene Konflikte" (5 Items).

Nur manische Patienten zeigen erhöhte Werte auf dem Faktor „Aktivierung". Diese Subskala korreliert mit der Young Mania Rating Scale (siehe unten) und dem Self-Rating Mania Inventory (siehe oben), aber nicht mit der Hamilton Depressionsskala. Umgekehrt zeigen der Depressions- und Wohlbefinden-Index hohe Assoziationen mit der Depressivität.

Die ISS erweist sich zur fortlaufenden Selbstbeobachtung als nützlicher Bestandteil eines therapeutisch eingesetzten Stimmungstagebuches (vgl. die Karte „Stimmungstagebuch (SBT)" im Anhang des Buches). Lam et al. (2003) konnten zeigen, dass sich z. B. die Effekte psychologischer Interventionen mit der ISS abbilden lassen. Psychotherapeutisch behandelte bipolare Patienten zeigen deutlich weniger Schwankungen im Faktor „Aktivierung" als eine Vergleichsgruppe. Auch andere Untersuchungen belegen die Validität der ISS.

3.3.2 Fremdbeurteilungsinstrumente

Wie bei den Selbstbeurteilungsinstrumenten gilt auch hier, dass Fremdbeurteilungen (Klinikerurteile) die Einschätzung des Schweregrads depressiver bzw. manifomer Symptomatik nach erfolgter Diagnosestellung erlauben. Wir empfehlen einige Instrumente, die weit verbreitet sind und sich bei der Beurteilung bipolar affektiver Episoden bewährt haben.

Die *Young Mania Rating Scale* (YMRS, Young et al., 1978) erlaubt die Beurteilung des gesamten manischen Spektrums einschließlich möglicher

Als Fremd- bzw. Klinikerbeurteilung der Schwere der bipolaren Symptomatik haben sich die YMRS, BRMAS, BRMS und das QIDS bewährt

psychotischer Symptome. Als Vorlage diente die in der Depressionsforschung weit verbreitete Hamilton Depression Rating Skala. Die YMRS wird sehr häufig eingesetzt und hat sich auch bei der Therapieforschung bewährt.

Die Ratingskala besteht aus 11 Items (vgl. Anhang, S. 82 f.): Gehobene Stimmung, erhöhte motorische Aktivität (Energie), sexuelle Interessen, Veränderungen des Schlafs, Reizbarkeit, Sprache (Tempo und Quantität), Denkstörungen, Inhalt, zerstörerisch-aggressives Verhalten, äußere Erscheinung und Einsicht. Bei 7 Items wird die Schwere anhand einer Skala von „0" (abwesend) bis „4" (als extreme Ausprägung) beurteilt. Bei den folgenden vier Items besteht die Möglichkeit, Werte von „0" bis „8" zu vergeben. Es handelt sich um die Items „Reizbarkeit", „Sprache (Tempo/Quantität)", „Inhalt" und „zerstörerisch-aggressives Verhalten". Hintergrund für diese besondere Gewichtung mancher Items ist, dass diese Symptome auch bei schwieriger Exploration oder mangelnder Kooperation durch Kliniker beurteilbar sind und dabei eine deutliche Beeinträchtigung darstellen. Aus diesem Grund berücksichtigt die YMRS auch explizit psychotische Symptome, wie z.B. Wahnvorstellungen und Halluzinationen. Insgesamt kann somit die Punktezahl zwischen 0 und 60 schwanken.

Grundlage für die Beurteilung bildet ein 15- bis 30-minütiges Interview, das die Aussagen des Patienten sowie von Angehörigen bzw. des Pflegepersonals berücksichtigt. Als Bezugszeitraum der YMRS wurde ursprünglich an die letzten 48 Stunden gedacht, doch wird heute meist die zurückliegende Woche als Beurteilungszeitraum genutzt.

Normen im engeren Sinne fehlen, doch liegen klinische Richtlinien vor. Als Grenzwerte für das vollständige Abklingen einer Manie werden Werte von < 5, doch auch von < 10 oder sogar < 13 genannt. Als „stark beeinträchtigt" gilt ein YMRS-Wert von ≥ 18.

Alternativ zu der YMRS kann die *Bech-Rafaelsen-Manie-Skala* (BRMAS; Bech & Rafaelsen, 1986), bestehend aus 11 Items, Verwendung finden. Dort gelten Werte von < 7 als Remission bzw. Fehlen manischer Symptomatik. Werte zwischen 10 und 15 gelten als „hypomaner" Zustand, Werte > 15 deuten auf eine mäßige und Werte über 20 Punkte auf eine ausgeprägte Manie hin. Ein Argument für den Einsatz der BRMAS ist sicherlich, dass mit der *Bech-Rafaelsen-Melancholie-Skala* (BRMS) ein äquivalentes Instrument für die depressive Symptomatik mit guten psychometrischen Kennwerten vorliegt.

Die BRMS (Stieglitz et al., 1998) besteht aus 11 Items, die z.T. und aufgrund empirischer Analysen aus der Hamilton Depressionsskala übernommen wurden (siehe Kasten). Da jedes Item einheitlich auf einer fünfstufigen Skala (keine, leichte, mäßige, schwere, sehr schwere Ausprägung) mit Bezug auf die letzte Woche zu beurteilen ist, lassen sich Summenwerte berechnen, die den aktuellen Schweregrad der depressiven Symptomatik ausdrücken. Werte <6 gelten als unauffällig. Werte zwischen 10 und 20 Punkten als mittelschweres und Werte >24 als sehr schweres depressives Syndrom.

Items der Bech-Rafaelsen-Melancholie-Skala (BRMS):

1. Motorische Aktivität
2. Verbale Aktivität
3. Intellektuelle Verlangsamung
4. Psychische Angst
5. Selbstmordgedanken
6. Niedergeschlagenheit
7. Selbstentwertung
8. Emotionale Retardierung
9. Schlafstörungen
10. Müdigkeit, Schmerzen
11. Arbeit und Interessen

Eine differenziertere Alternative zur BRMS stellt das *Inventar Depressiver Symptome* (QIDS-C) von Rush et al. (2003) dar (vgl. dazu Hautzinger, 2010). Kliniker beurteilen den aktuellen Zustand eines Patienten anhand von 16 Items. Dabei werden auch für eine bipolar affektive Störung relevanten Merkmale, wie z. B. Appetitsteigerung und Hypersomnie, berücksichtigt. Werte ab 10 Punkten gelten als auffällig und Werte ab 16 Punkten dürfen als schwere Depression interpretiert werden.

3.4 Therapiebezogene Diagnostik und praktische Empfehlungen

Als praktikabler und für die Praxis angemessener Standard der Diagnostik, der Eingangs-, Verlaufs- und Erfolgsdokumentation bei bipolaren Störungen empfehlen wir folgendes Vorgehen (Hautzinger & Meyer, 2002):

Wie bereits dargestellt besteht das diagnostische Problem des Erkennens und Entdeckens einer manisch-depressiven Störung darin, dass die maniformen Phasen und Symptome übersehen werden. Liegt aktuell eine hypomanische oder gar manische Symptomatik vor, dann wird dies leicht als bipolar affektive Störung erkannt. Liegt jedoch aktuell eine depressive Symptomatik vor, dann sollte in jedem Fall nach möglichen hypomanischen bzw. manischen Symptomen in der Vorgeschichte gefragt werden.

Zur *Orientierung, Screening* und Verdachtsdiagnostik bei akut depressiven Patienten sollte daher zumindest der MDQ eingesetzt werden. Methodisch anspruchsvoller und vermutlich sensitiver, doch zeitaufwendiger ist die HCL.

Zur *Diagnosestellung* (aktuell und lebensgeschichtlich) ist auch in der niedergelassenen Praxis heute das SKID selbstverständlich und ein Qualitätsmerkmal.

Die *Eingangs- und Enddiagnostik* einer Behandlung sollte sowohl Selbst- als auch Fremdeinschätzungen der Schwere der depressiven bzw. maniformen Symptomatik umfassen. Hierfür empfehlen sich zumindest die BRMS und die BRMAS. Anspruchsvoller und mit der internationalen Literatur vergleichbarer ist die Verwendung der Manie-Selbstbeurteilungsskala (MSS), des Beck Depressions-Inventars (BDI-II), der Young Manie Rating Skala (YMRS) oder des Inventars depressiver Symptome (QIDS).

Eingangsdiagnostik wird ergänzt um eine funktionale Mikro- und Makro-Problemanalyse

Die Eingangsdiagnostik wird ergänzt um eine horizontale und vertikale, funktionale *Problem- und Verhaltensanalyse* getrennt für depressive und (hypo-)manische Auffälligkeiten bzw. Episoden. Diese funktionale Diagnostik kann sich an dem Schema in Abbildung 3 (S. 30) orientieren. Ein Beispiel für eine kognitive Fallkonzeption eines 40-jährigen Patienten ist in Abbildung 5 dargestellt. In diesem Zusammenhang geht es auch um das Herausarbeiten von Schlüsselproblemen und Defiziten, die hohe Bedeutung für die Dynamik der affektiven Störung haben können. Doch geht es dabei auch

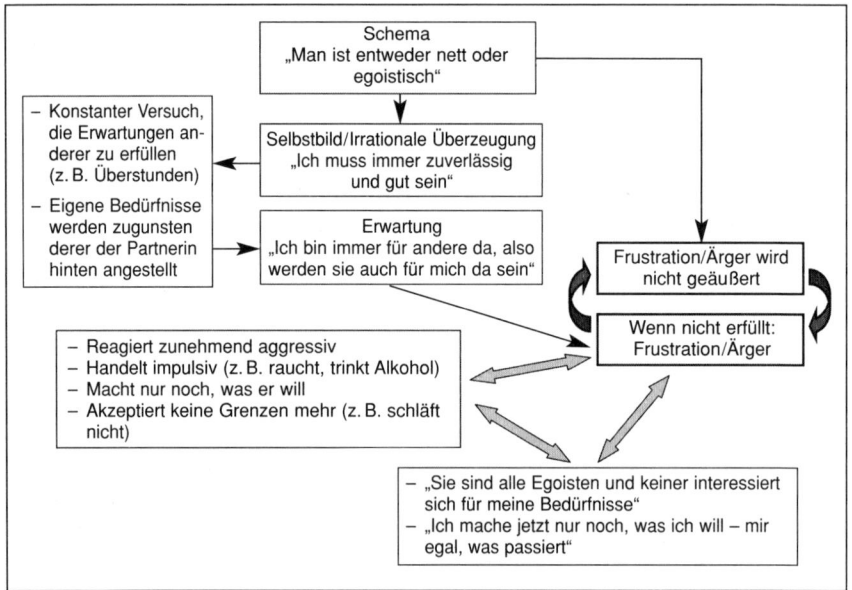

Abbildung 5: Kognitive Fallkonzeption manischer Symptome (Beispiel)

um eine Erfassung von Stärken und Ressourcen, die aktiv zur Bewältigung und Verhinderung von affektiven Symptomen eingesetzt werden können.

Bereits während der Antrags- und Behandlungsvorbereitungsphase, doch auf jeden Fall während der gesamten Therapie sollte mit einer *Verlaufsbeobachtung* begonnen werden. Dazu wird ein Stimmungs- und Aktivitätstagebuch (vgl. Karten „Stimmungstagebuch (STB)" im Anhang des Buches) eingesetzt und regelmäßig gemeinsam mit dem Patienten ausgewertet. Diese Selbstbeobachtungen können heute auch auf mobilen Geräten (z. B. Palmtop) programmiert und vorgenommen werden (z. B. www.lifechart.de).

4 Psychotherapie und Rückfallprophylaxe

4.1 Psychopharmka in Akutbehandlung und Phasenprophylaxe

Kernstück in der Akutbehandlung und bei der Rezidivprophylaxe bipolar affektiver Störungen ist die Pharmakotherapie (vgl. Tab. 4). Eine Behandlung mit stimmungsstabilisierenden Medikamenten wie z. B. Lithium zeigt positive Effekte auf den Verlauf der Erkrankung, aber langfristig muss dennoch mit dem Wiederauftreten von affektiven Episoden gerechnet werden. Hieraus ergibt sich die Notwendigkeit zusätzlicher Therapieoptionen, um einen angemessenen Umgang mit dieser chronischen Erkrankung zu erlernen.

Es lassen sich 3 Phasen der Behandlung unterscheiden: Ziel der Akutbehandlung ist die Kontrolle bzw. Beseitigung der depressiven bzw. manischen Symptome. Diese Phase kann zwischen 6 Wochen und 6 Monaten dauern. Gelegentlich kann diese Phase auch länger gehen, wenn Versuche mit dem zunächst naheliegenden Medikament nicht zum gewünschten Ergebnis führen. Die sich anschließende Stabilisierungsphase erstreckt sich zwischen 4 und 9 Monaten. Hierbei gilt es den erreichten symptomfreien Zustand zu erhalten und ein Wiederauftreten der Symptome zu verhindern. Dies ist auch der Zeitraum, indem entsprechende rehabilitative oder psychotherapeutische Maßnahmen eingeleitet werden sollten. Die Prophylaxe ist die kritische und wesentliche Phase für alle Patienten mit einer bipolar affektiven Störung. Es geht um die Verhinderung bzw. Vorbeugung neuer (hypo-)manischer, gemischter oder depressiver Episoden. Diese Phase kann Jahre und Jahrzehnte (ja lebenslang) andauern und bedeutet die Einnahme sogenannter phasenprophylaktischer Medikamente sowie auch die Notwendigkeit von Einstellungs- und Verhaltensänderungen durch Psychoedukation und Psychotherapie.

Drei Phasen der medikamentösen Therapie: Akutphase mit Symptomreduktion, Stabilisierungs- bzw. Erhaltungsphase, Phasenprophylaxe

Tabelle 4: Psychopharmaka bei bipolar affektiven Störungen (Benkert et al., 2008)

Antidepressiva	Sertralin sowie andere SSRI, Bupropion, Venlafaxin
Antimanika	Lithium, Valproinsäure, (atypische) Antipsychotika
Antipsychotika	Olanzapin, Quetiapin, Risperidon
Phasenprophylaxe	Lithium, Carbamazepin, Lamotrigin, Valproinsäure

4.2 Psychoedukation

Aufklärung und Information von Betroffenen und deren Angehörigen ist wichtig

Psychoedukation bedeutet Information und Aufklärung der Betroffenen (und ggf. ihrer Angehörigen) über ihre Erkrankung, deren Ursachen, Verlauf und Behandlungsmöglichkeiten. Psychotherapie geht über Psychoedukation hinaus, da letztere inhaltlich und zeitlich begrenzt ist. Reicht eine Psychoedukation ergänzend zur Pharmakotherapie nicht aus, um den Zustand hinreichend zu bessern oder den Krankheitsverlauf zu stabilisieren, dann ist ein psychotherapeutischer Behandlungsplan indiziert, der neben Psychoedukation und spezifischer Rückfallprophylaxe auch ermöglicht, andere Probleme und potenzielle Defizite zu bearbeiten. Die Psychoedukation könnte folgendermaßen eingeleitet werden:

> Viele Patienten fühlen sich mit der Diagnose „Bipolare Störung" erst einmal überfordert und meist sehr alleine gelassen. Es tauchen Ängste und Fragen auf, wie z. B. „Bin ich jetzt völlig verrückt?" oder „Welche Konsequenzen hat die Erkrankung für meine Kinder?", „Muss ich mein Leben lang Medikamente nehmen?". Sicherlich haben Sie ähnliche Frage. Ich möchte jetzt gern auf diese Fragen zu sprechen kommen.

Falls konkrete Fragen vom Patienten kommen, sollte zuerst auf diese eingegangen werden.

Psychoedukation:

Bei der Psychoedukation gelten folgende Regeln:
1. Vermeide belehrenden, vortragsähnlichen Stil.
2. Erarbeite die entsprechenden Informationen mit Hilfe von Materialien.
3. Knüpfe an dem Wissen und den Erfahrungen des Patienten an und ergänze dies in Abhängigkeit vom Vorwissen.
4. Nicht zu viele Informationen auf einmal und keine Angst vor Redundanzen bzw. Wiederholungen.

Typische Inhalte der Psychoedukation sind Informationen zur bipolar affektiven Störung, zu deren Verlauf, den möglichen Ursachen und der Bedeutung der zuverlässigen Einnahme von Psychopharmaka, insbesondere der Phasenprophylaktika. Dazu können Informationen der Kapitel 1 (Symptomatik, Verlauf, Epidemiologie) und 2 (Ursachen und Störungswissen) herangezogen werden.

Psychoedukation sollte Informationen zum Krankheitsbild, zum Verlauf, zu den Ursachen, zur medikamentösen Therapie sowie zum Erkennen von Frühsymptomen umfassen

Es ist nicht ungewöhnlich, dass Betroffene angeben, bereits viel gelesen zu haben und alle Informationen zu kennen. Dies entspricht in vielen Fällen auch der Wahrheit. Es ist dennoch wichtig, dass Patient und Therapeut sich darüber austauschen, um für alle Beteiligten sicherzustellen, dass man vom gleichen Informationsstand ausgeht, und um auch Missverständnisse besprechen sowie vorbeugen zu können. Fragen Sie auch nach, woher die Informationen stammen. Speziell das Internet ist hier nützlich, doch es kann auch Schaden anrichten. Es ist nicht selten der Fall, dass Patienten in maniformen Zuständen sich aufgrund ihres Befindens darin bestärkt fühlen, Pamphlete und Texte ins Internet zu stellen, die z. B. dafür plädieren, dass eine medikamentöse Behandlung unnötig sei, oder dass Manien spezielle Gaben seien, die von Fachleuten verteufelt werden. Derartige Informationen müssen aufgegriffen und sachlich und einfühlsam korrigiert werden.

Insbesondere auch im Hinblick auf den immer wiederkehrenden zentralen Aspekt, zwischen Symptomen einer Depression bzw. Hypomanie oder Manie einerseits und alltäglichen Stimmungsschwankungen unterscheiden lernen zu müssen, ist der Einsatz der Abbildung 6 (Kriterien einer Depression) und der Abbildung 7 (Kriterien einer (Hypo-)Manie) hilfreich. Anhand dieser Materialien können die Kriterien einer depressiven und (hypo-)manischen Epsiode erarbeitet werden. Günstig ist es, diese Symptome Patienten vorzulesen und gemeinsam zu prüfen, ob das jeweilige Symptom jemals erlebt wurde und aus einer Krankheitsepisode bekannt ist.

Einsatz von Schaubildern und Materialien bei der Psychoedukation hilfreich

Als hilfreich für die multifaktorielle Betrachtungsweise der bipolar affektiven Storung und der Ableitung notwendiger Maßnahmen hat sich das in Abbildung 8 (S. 45 oder Abb. 4 auf S. 32) dargestellte Störungsmodell erwiesen.

Grundgedanke dieses Modells ist, dass jeder bipolaren affektiven Störung eine genetisch bedingte Anfälligkeit zugrunde liegt, die in einer leicht störbaren zentralnervösen Regulation bzw. Instabilität biologischer Rhythmen besteht. Diese führt in Wechselwirkung mit anderen Einflüssen (wie z. B. subjektiv als Belastung wahrgenommene Störungen, interpersonelle Konflikte usw.) zum Auftreten von ersten (prodromalen) Symptomen, wie z. B. dem Erleben von vermehrter Energie, Veränderungen im Schlafbedürfnis, erhöhter Gesprächigkeit, die ohne entsprechende Interventionen mit hoher Wahrscheinlichkeit in klinisch voll ausgeprägte affektive Krankheitsepisoden münden. Die dabei beteiligten kognitiven (Gedanken), affektiven (Gefühle) und behavioralen (Verhalten) Prozesse beeinflussen sich wechselseitig.

Ein anderes Beispiel könnte sein, dass es zur Lebensgewohnheit gehört, regelmäßig Alkohol oder andere Drogen zu konsumieren, dies jedoch im Rah-

Depression – Kenne ich diese Symptome?

Von einer voll ausgeprägten depressiven Episode spricht man, wenn folgende Symptome für mindestens zwei Wochen vorhanden sind und zu deutlichen Beeinträchtigungen führen:

1. (a) sich traurig, niedergeschlagen, deprimiert zu fühlen oder ☐ Ja ☐ Nein

    (b) das Interesse an Dingen zu verlieren, die einem normalerweise Spaß machen, wie z. B. Hobbys. ☐ Ja ☐ Nein

Hinzu kommen müssen mindestens vier weitere der folgenden Symptome:

2. Schlafschwierigkeiten, insbesondere Probleme beim Einschlafen und Durchschlafen. Frühmorgendliches Erwachen oder zuviel schlafen kann aber auch auftreten. ☐ Ja ☐ Nein

3. Appetitverlust oder -steigerung, wobei es häufiger vorkommt, dass die Betroffenen kaum Hunger verspüren. ☐ Ja ☐ Nein

4. Konzentrationsprobleme oder Schwierigkeiten, sich selbst bei alltäglichen Dingen zu entscheiden. ☐ Ja ☐ Nein

5. Schuldgefühle, Gefühl von Wertlosigkeit oder ein sehr geringes Selbstwertgefühl. Die Betroffenen halten sich für unfähig oder machen sich selbst Vorwürfe und grübeln. ☐ Ja ☐ Nein

6. Gefühl von Verlangsamung des eigenen Denkens oder von Bewegungen: Umgekehrt kann man sich so unruhig fühlen, dass man kaum still sitzen kann. ☐ Ja ☐ Nein

7. Energielosigkeit oder ständige Müdigkeit bzw. Erschöpfung. ☐ Ja ☐ Nein

8. Gedanken an den Tod oder an Selbstmord. ☐ Ja ☐ Nein

Abbildung 6: Arbeitsblatt Depression – Kenne ich diese Symptome?

Manie – Kenne ich diese Symptome?

Von einer voll ausgeprägten manischen Episode spricht man, wenn folgende Symptome für mindestens eine Woche vorhanden sind und zu deutlichen Beeinträchtigungen führen. Wenn die Symptome nicht so stark ausgeprägt sind, spricht man von Hypomanie (und zwar ab einer Dauer von 4 Tagen!)

1. (a) Sich ungewöhnlich glücklich, aufgedreht, euphorisch oder ☐ Ja ☐ Nein

    (b) reizbar zu fühlen. ☐ Ja ☐ Nein

Je nachdem, ob die Stimmung euphorisch-aufgedreht oder reizbar ist, müssen mindestens drei bzw. vier zusätzliche Symptome aus der folgenden Liste vorhanden sein:

2. Geringes Schlafbedürfnis, ohne sich müde zu fühlen. ☐ Ja ☐ Nein

3. Sehr schnelles Reden, Rededrang. ☐ Ja ☐ Nein

4. Gedanken- oder Ideenrasen, extreme Sprunghaftigkeit von einem Thema zum anderen. ☐ Ja ☐ Nein

5. Leichte Ablenkbarkeit. ☐ Ja ☐ Nein

6. Gefühl von persönlicher Macht, Einfluss, Größe oder persönlicher Bedeutung. ☐ Ja ☐ Nein

7. Übermäßige Beschäftigung mit angenehmen Dingen oder deren Planung, ohne an die Folgen zu denken. ☐ Ja ☐ Nein

Abbildung 7: Arbeitsblatt Manie – Kenne ich diese Symptome?

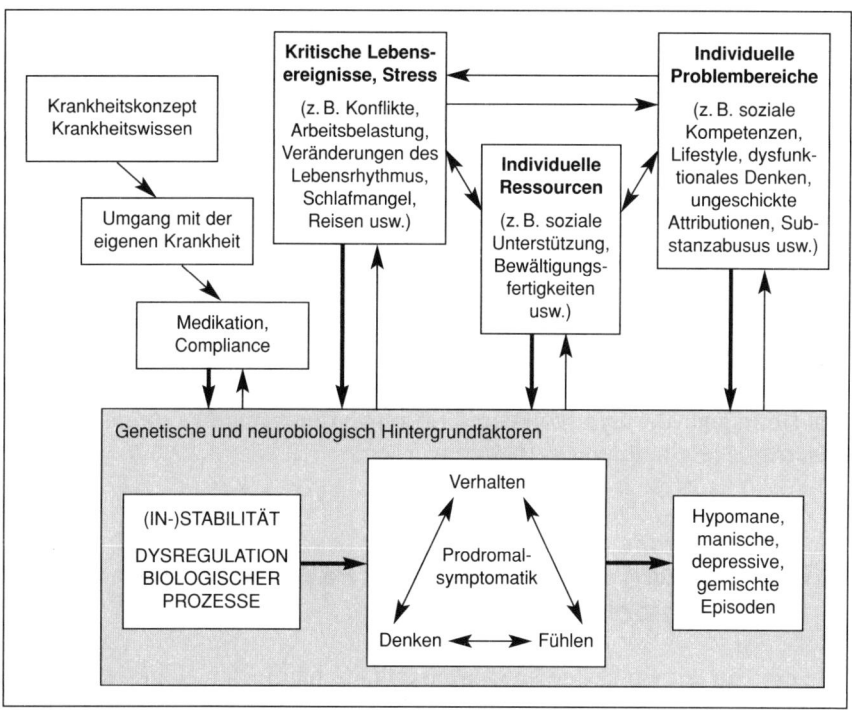

Abbildung 8: Krankheitsmodell zur Grundlage einer Psychoptherapie

men der Rückfallverhinderung einer erneuten depressiven oder manischen Episode ungünstig ist und aufgegeben werden sollte.

Die in dem Modell angedeuteten vielfältigen Wechselwirkungen können anhand weiterer Erfahrungen von Patienten veranschaulicht und konkretisiert werden. Entscheidend dabei ist, dass ein Patient erkennt, wie biologische Anfälligkeiten durch Verhalten, Denken, Ereignisse und Gewohnheiten sich wechselseitig aufschaukeln und zu einer erneuten Krankheitsepisode führen. Entsprechend wird damit deutlich, welchen Stellenwert die regelmäßige und zuverlässige Einnahme der Medikamente als auch die Psychotherapie bzw. Verhaltens- und Einstellungsänderungen haben.

Im Hinblick auf Informationen zu stimmungsstabilisierenden Medikamenten und Antidepressiva sind wichtig: Überblick über die Wirkungen, positive Effekte, Nebenwirkungen und Toxizität von Phasenprophylaktika und Antidepressiva; Wechselwirkungen von Drogen und Alkohol mit diesen Medikamenten; Korrektur von falschen Vorstellungen, z. B. vermeintliche Gefahr einer Abhängigkeit; Identifikation von offenen Fragen, Vorbehalten und Zweifeln.

Ein hilfreiches Buch zum Selbststudium und zur Psychoedukation für Betroffene und deren Angehörige liegt vor (Meyer, 2005).

Oft ist es schwierig für Patienten zu akzeptieren, dass sie an einer chronischen Erkrankung mit hoher Rückfallgefahr leiden

Unsere Erfahrungen zeigen, dass viele Patienten mit ihrem Arzt über manche Punkte und Befürchtungen zunächst gar nicht sprechen, sondern es sogar vorziehen, mit dem aus ihrer Sicht neutraleren Psychotherapeuten darüber zu reden. Es scheint oft so zu sein, dass die Objektivität und Glaubwürdigkeit der Person, die nicht das Rezept für Medikamente ausstellt, für größer angesehen werden.

Womit Patienten häufig Probleme haben, ist der (mehrfache) Wechsel von Präparaten bzw. Dosierungen. Man sollte Patienten erklären, dass wie bei anderen Krankheiten auch die persönlich am besten passende, erfolgreichste und am wenigsten belastende medikamentöse Therapie über eine Art „Versuch-und-Irrtum" herausgefunden werden muss. Es ist wichtig, dass ein Patient aktiv mitarbeitet, denn nur durch die genaue Beobachtung des eigenen Befindens, der Symptome und Beschwerden kann die optimale (medikamentöse) Behandlung gefunden werden.

4.3 Formen evidenzbasierter Psychotherapie mit bipolaren Patienten

Die drei zurzeit am besten bewährten und am häufigsten eingesetzten Psychotherapien in der Rezidivprophylaxe bipolar affektiver Störungen sind die Interpersonelle und Soziale Rhythmus-Therapie (IPSRT; Frank, 2005), die Kognitive Verhaltenstherapie (KVT; Basco & Rush, 1996; Meyer & Hautzinger, 2004; Newman et al., 2002) und die Familien Fokussierte-Therapie (FFT; Miklowitz & Goldstein, 1997). In Kliniken werden immer häufiger spezifische Psychoedukationsgruppen (PET) implementiert (z. B. Colom & Vieta, 2006; Schaub et al., 2004), die den Patienten neben einer Psychoedukation auch einen ersten Einblick in die Verhaltenstherapie bieten und zu einer weiterführenden Therapie oder aktiven Teilnahme in einer Selbsthilfegruppe motivieren.

Bewährte Psychotherapien zur Rückfallprophylaxe sind KVT, FFT, IPSRT, PET

Der Vorteil der Psychoedukation in einem solchen Gruppensetting ist, dass die Patienten untereinander Hilfen, Hilfsangebote und krankheitsbezogene Informationen besser annehmen als von Ärzten und Klinikern. Außerdem erleben viele Patienten die Gruppen als sehr hilfreichen Erfahrungsaustausch bezüglich der Erlebnisse während depressiver und manischer Episoden; zudem erfahren sie, mit der Erkrankung nicht allein dazustehen.

4.3.1 Familien Fokussierte-Therapie (FFT)

Die Familien Fokussierte-Therapie (FFT) nach Miklowitz und Goldstein (1997) beinhaltet eine kognitiv-verhaltenstherapeutisch orientierte Familientherapie. Das Besondere an diesem Programm ist, dass es von Anfang an die Integration der Familie, der Partner oder anderer zentraler Bezugspersonen vorsieht und sich primär an junge Erkrankte richtet.

> FFT arbeitet mit der gesamten Familie und besonders mit jüngeren Patienten

Die FFT sieht 21 Sitzungen vor und umfasst neben einem psychoedukativen Teil, ein Training von Kommunikations- und Problemlösefertigkeiten aller Beteiligten. Die Autoren empfehlen, die Sitzungen mit 2 Therapeuten in der häuslichen Umgebung der Betroffenen mit ihren Angehörigen abzuhalten, um so die Beteiligung der gesamten Familie zu erlauben und den Transfer in den Alltag zu erleichtern.

Im ersten Behandlungsmodul (Psychoedukation) ist es das Ziel, dysfunktionale Vorstellungen aller Familienmitglieder über die Störung abzubauen und dadurch eine Basis für das Kommunikations- und Problemlösetraining zu schaffen. Die Familie soll das Gefühl bekommen, dass sie eine gewisse Kontrolle über die Situation hat und auf potenziell schwierige Situationen in der Zukunft durch das Erlernen bestimmter Strategien vorbereitet ist. Außerdem wird ein Rückfallpräventionsplan anhand der identifizierten Prodromalsymptome erarbeitet und geklärt, welche Rolle jedes einzelne Mitglied in der Familie einnehmen kann, wenn sich Frühwarnsignale andeuten. In den folgenden Sitzungen steht das Erlernen kommunikativer Fertigkeiten, wie z. B. das Ausdrücken positiver Gefühle, Feedback geben und aktives Zuhören, im Zentrum. Die verbleibenden Sitzungen dienen primär dem Umgang mit auftretenden Problemen. Neben dem allgemeinen Problemlöseansatz werden die Angehörigen in den Prozess integriert und die Problemlösung wird von allen Beteiligten getragen.

4.3.2 Interpersonelle und Soziale Rhythmus-Therapie (IPSRT)

Die Interpersonelle und Soziale Rhythmus-Therapie (IPSRT) ist eine strukturierte und manualgeleitete Einzelintervention (Frank, 2005). Sie stellt eine Erweiterung und Modifikation der Interpersonellen Psychotherapie für unipolare Depressionen dar. Die IPSRT versucht, über drei Mechanismen eine Phasenprophylaxe und ein Symptommanagement zu erreichen: Erstens durch einen verantwortungsbewussten Umgang mit Medikamenten, zweitens durch eine Stabilisierung der sozialen Rhythmen bzw. eine Erhöhung der Regelmäßigkeit der täglichen Lebensführung (z. B. Tagesstruktur, Schlaf-Wach-Rhythmus, soziale Stimulation) und drittens durch eine Reduktion interpersoneller Schwierigkeiten.

> IPSRT ist eine Einzeltherapie, die auf zwischenmenschliche Probleme und sozial- und lebensbedingte Störungen des Schlaf-Wach-Rhythmus fokussiert

Die IPSRT besteht aus vier Phasen: Die Initialphase, die auch direkt im Anschluss an eine akute Episode einsetzen kann, umfasst vier Sitzungen. Die wöchentlich stattfindenden Sitzungen dienen dazu, die Krankheitsgeschichte unter besonderer Berücksichtigung von Veränderungen oder Unterbrechungen der alltäglichen Routine sowie von interpersonellen Aspekten zu erfassen, die Betroffenen über die Erkrankung aufzuklären, die wichtigsten Problembereiche (Trauer über Verluste, zwischenmenschliche Konflikte, Rollenwechsel oder interpersonelle Defizite) zu identifizieren und der Einführung eines Selbstbeobachtungsinstruments zur Erfassung des sozialen Rhythmus („Social Rhythm Metric"). Ziel der „Social Rhythm Metric" ist den alltäglichen Lebensrhythmus zu erfassen, um dann später darauf aufbauend entsprechende Interventionen abzuleiten.

In der zweiten Phase, geht es um Symptommanagemant und interpersonelle Problembereiche. Bei der Entwicklung des Symptommanagements liegt der Fokus auf einer Stabilisierung des Alltags (z. B. Schlafenszeiten, Arbeitszeiten etc.), der Identifikation von Unterbrechungen des alltäglichen Rhythmus (z. B. Ausmaß sozialer Stimulation, Arbeitsanhäufung) sowie auf der Aufrechterhaltung einer Balance. Bei der Bearbeitung des interpersonellen Problembereichs kommen unterschiedliche Interventionen (z. B. Rollenwechsel, Problemlösen, Kommunikation) zur Anwendung.

In der dritten Therapiephase stehen Stabilisierung und Stärkung der Selbstwirksamkeitsüberzeugungen im Fokus sowie die selbstständige Anwendung des Erlernten außerhalb des Therapierahmens. Die Schlussphase befasst sich mit der Planung für die Zukunft, mit Krisen und Notfällen. Es werden monatliche oder vierteljährliche Auffrischsitzungen vereinbart, die sich über mehrere Jahre erstrecken können.

4.3.3 Kognitive Verhaltenstherapie (KVT)

KVT umfasst Psychoedukation, Selbstbeobachtung und Erkennen von Frühwarnzeichen, Verhaltensänderungen und kognitive Umstrukturierung, Erwerb von sozialen, kommunikativen und problemlösenden Fertigkeiten

Inzwischen liegen mehrere Manuale zur kognitiven Verhaltenstherapie (KVT) bei bipolar affektiven Störungen vor. Sie weichen nur in Details und der Betonung einzelner Aspekte voneinander ab. Das kognitiv-verhaltenstherapeutische Programm von Meyer und Hautzinger (2004) stellt eine an deutsche Verhältnisse angepasste Version des von Basco und Rush (1996) vorgestellten Konzepts dar. Das Programm umfasst 20 individuelle Sitzungen, die zunächst über drei Monate wöchentlich, dann zweiwöchentlich und schließlich monatlich angeboten werden. Ähnlich wie andere Psychotherapien gliedert sich die KVT in vier Phasen: (1) Durch die gemeinsame Erarbeitung und Vermittlung eines konsensuellen Wissenstandes, bei dem der Bezug zur individuellen Biografie herausgearbeitet wird, sollen dysfunktionale und irrationale Vorstellungen von der eigenen Erkrankung modifiziert und ein biopsychosoziales Krankheitsverständnis gefördert werden. Dies stellt die Basis für einen verantwortungsbewussten Umgang mit der Erkrankung und für die Compliance bzw. Mitarbeit in der pharmakologischen wie psychotherapeutischen Behandlung dar. (2) Das selbstständige Erkennen von potenziellen Prodromalsymptomen und Auslösern für erneute depressive und manische Phasen, die Differenzierungsfähigkeit zwischen normalen Stimmungsschwankungen und Krankheitssymptomen, ist entscheidend, um adäquat mit entsprechenden Warnsymptomen umgehen zu können. Mit Hilfe der bei der Bedingungsanalyse identifizierten Auslöser affektiver Symptome und den individuellen Prodromalsymptomen werden konkrete Bewältigungsfertigkeiten aufgebaut. Ein therapiebegleitendes Tagebuch dient sowohl der Informationssammlung als auch der Selbstbeobachtung. Im therapeutischen Setting eignet sich ein solches Stimmungstagebuch dazu, sich gemeinsam mit dem Patienten bzw. der Patientin einen Überblick über den aktuellen Zustand zu verschaffen und entsprechende Rückmeldungen zu geben. (3) Der Umgang mit individuellen Kognitionen und Verhaltensweisen, die im Rahmen von depressiven und manischen Episoden auftreten, steht im Zentrum der dritten Behandlungsphase. Die Unterbrechung der Gedanken-Gefühle-Verhaltens-Teufelskreise wird als eine Möglichkeit erachtet, ein Aufschaukeln maniformer oder depressiver Symptome zu verhindern. In dieser Phase können verschiedene Techniken zum Einsatz kommen, wobei es sowohl um die Bearbeitung dysfunktionaler Kognitionen als auch um eine balancierte Alltagsstruktur und den Lebensrhythmus gehen kann. (4) Neben dem Erstellen eines Krisen- und Notfallplans steht in der Schlussphase die Bearbeitung individueller Probleme und interpersoneller Konflikte, um darüber das Belastungsniveau zu reduzieren, im Vordergrund. Hierbei können auch Fertigkeiten- und Kommunikationsübungen zum Einsatz kommen.

4.4 Besonderheiten einer Psychotherapie bei bipolar affektiven Störungen

Psychotherapie bei bipolar affektiven Störungen ist nach heutigen Erkenntnissen meist eine Ergänzung und nicht eine Alternative zur stimmungsstabilisierenden Medikation (Psychopharmakotherapie). Keine bzw. eine nicht angemessene Pharmakotherapie ist ethisch kaum vertretbar. Die medikamentöse Behandlung erfolgt sowohl in einer akuten (manischen oder depressiven) Phase und phasenprophylaktisch, dann meistens zeitlich über einen längeren Zeitraum oder sogar unbefristet. Das bedeutet, dass Medikamente über Jahrzehnte bzw. ein Leben lang einzunehmen sind. Das Thema „Medikamente", deren Nutzen, die Gefahren, das „Für und Wider" nimmt daher einen großen Raum in der begleitenden Psychoedukation und Psychotherapie ein. Dies erfordert von Psychotherapeuten gute und aktuelle Kenntnisse über die Psychopharmakotherapie bipolar affektiver Störungen, was Patienten auch erwarten.

Psychotherapie ist eine Ergänzung und keine Alternative zur medikamentösen Phasenprophylaxe

Eine weitere Besonderheit in der Behandlung dieser Patientengruppe ergibt sich aus der wechselhaften oder anfangs sogar fehlenden Motivation, psychotherapeutische Hilfe in Anspruch zu nehmen. Subjektiv stehen bei den meisten Patienten die depressiven und gemischten Phasen im Vordergrund. Hypomanien werden selten als belastend oder bedrohlich, eher als positiv und erwünscht bewertet. Die Notwendigkeit einer Psychotherapie ergibt sich bei Bipolar-II-Störungen vor allem aus deren chronischen Verlauf und der Tatsache, dass die Zeiten erhöhter Produktivität und Energie um den Preis der Depressionen erkauft werden. Manien bzw. Bipolar-I-Störungen werden häufig erst dann als Problem wahrgenommen, wenn die Konsequenzen sehr dramatisch sind (z. B. große Schulden; polizeilich durchgeführte akute Klinikunterbringung; Arbeitsplatzverlust; Diskussion um gerichtlich bestimmte Betreuung).

Berichten Patienten mit einer unipolaren Depression von Urlaubsplänen oder davon, dass sie sich verliebt haben, löst dies auf therapeutischer Seite keine Besorgnis aus. Dies ist bei Patienten mit bipolar affektiven Störungen anders, denn es gilt abzuklären, ob dies Anzeichen eines gebesserten, guten Befindens oder doch Anzeichen für eine hyomanische bzw. manische Episode sind.

Balance und Stabilität, Regelmäßigkeit in der Lebensführung stehen im Zentrum

Eine weitere Besonderheit der Psychotherapie mit bipolaren Patienten ist, dass bei allen Interventionen das Ziel im Vordergrund stehen muss Balance und Stabilität, also eine Regelmäßigkeit im Lebensablauf herzustellen. Damit ist gemeint, dass sowohl ein Zuwenig als auch ein Zuviel problematisch ist. Ein Zuwenig z. B. an Aktivitäten kann einen Teufelskreislauf in Richtung Depressivität begünstigen, und ein Zuviel kann ein Abgleiten in maniforme Symptome fördern. Dies betrifft alle Ebenen, wie Schlaf, soziale Kontakte, Verhältnis von Freizeit und Arbeit, Projekte und Vorhaben, Sexualtiät, Drogenkonsum usw.

Positive Ereignisse (wie z. B. Beförderung, bestandene Prüfung, Urlaub, Anerkennung, neue Beziehungen usw.) stellen im Rahmen von bipolar affektiven Störungen genauso wichtige Belastungen dar, wie negative Alltagserfahrungen und Lebensereignisse. Positive und negative Ereignisse können zu einer Dysbalance im oben genannten Sinn führen und das Stimmungs- und Verhaltenspendel in Richtung Manie oder Depression ausschlagen lassen.

Psychotherapie startet im remittierten Zustand, begleitet jedoch Patienten durch Krisen, depressive und (hypo-)manische Episoden, sie wird durch vorübergehende stationäre Behandlung nur unterbrochen, nicht beendet

Letztlich ist auch der Zeitpunkt, an dem eine Psychotherapie einsetzt, eine Besonderheit. Eine Psychotherapie bei bipolar affektiven Störungen zielt darauf ab, den gebesserten bzw. remittierten (euthymen) Zustand zu erhalten, somit neue Krankheitsepisoden zu verhindern. Typischerweise setzt daher eine Psychotherapie auch in einem gebesserten Zustand, nach Abklingen einer akuten depressiven bzw. maniformen Episode ein. Es kommt aber aber auch vor, dass Patienten (insbesondere bei Bipolar-II-Störungen) im Rahmen einer depressiven Phase um Psychotherapie nachsuchen. Angehörige fragen oft nach psychotherapeutischer Hilfe für die Betroffenen auch während einer hypomanischen oder manischen Episode nach. Sofern es überhaupt in diesem Zustand zu Kontakten mit den Betroffenen kommt, sollte oberstes Ziel sein, den Kontakt aufrechtzuerhalten und eine Beziehung aufzubauen. Eine Psychotherapie in einem maniformen Zustand zu beginnen, halten wir für schwierig und bezüglich der therapeutischen Mitarbeit für wenig aussichtsreich, vor allem wenn der Kontakt von Dritten hergestellt wurde.

Andererseits zeigen unsere Erfahrungen, dass mittels der im Folgenden vorgestellten kognitiv-verhaltenstherapeutischen Interventionen es sehr wohl möglich ist, während einer bereits laufenden Psychotherapie auftretende depressive und maniformen Phasen erfolgreich zu lindern bzw. zu behandeln. Patienten mit einer bipolar affektiven Störung profitieren jedoch dann am meisten von einer Psychotherapie, wenn sie sich in einem zumindest teilremittierten Zustand befinden.

Um das Ziel der Verhinderung von Rückfällen und Rezidiven zu erreichen, müssen die Betroffenen lernen, ihr eigenes Verhalten, Denken und Fühlen besser zu beobachten und bei Veränderungen in Richtung maniformer oder depressiver Zustände situationsangemessen und flexibel, adaptiv und angemessen zu reagieren. Da es sich in erster Linie um eine Maßnahme zur Rezidivprophylaxe handelt, halten wir es für sinnvoll, die psychotherapeutischen Sitzungen nicht massiert in einem kurzen Zeitraum durchzuführen, sondern nach anfänglichen wöchentlichen Kontakten über mehrere Monate, über ein oder sogar mehrere Jahre zu verteilen.

Psychotherapie mit bipolaren Patienten im ambulanten Rahmen erfolgt als Individualtherapie. Im stationären Rahmen haben sich jedoch auch Gruppentherapien mit vergleichbaren Inhalten bewährt. Der Einbezug von Angehörigen, Partnern, Familie ist wesentlich und günstig für den Verlauf der Einzeltherapie.

4.5 Vorgehen und Elemente einer wirksamen Psychotherapie

Die drei im Kapitel 4.3 beschriebenen Formen von Psychotherapie beruhen auf sehr ähnlichen Störungsmodellen, sehen die Psychotherapie als Adjuvanz zur Pharmakotherapie, schlagen ähnlich umfangreiche und sich zeitlich erstreckende Behandlungen vor und verwenden identische Techniken, Methoden und Interventionen. Daher kann im Folgenden das konkrete Vorgehen bei einer Psychotherapie bipolar affektiver Störungen dargestellt werden, ohne dabei zwischen FFT, IPSRT und KVT trennen zu müssen.

Alle bewährten Psychotherapien (KVT, FFT, IPSRT, PET) haben große Ähnlichkeiten

Regeln für die therapeutische Zusammenarbeit:
Um die Mitarbeit und das Engagement der Patienten zu stärken und klare Absprachen zu ermöglichen, hat es sich bei bipolaren Patienten bewährt, Regeln der Zusammenarbeit festzulegen, die von allen Beteiligten unterzeichnet werden, und von denen jeder eine Kopie erhält.

Folgende Absprachen sind vorgegeben und können nach Bedarf ergänzt werden:
1. Vertrauen und Vertraulichkeit: Keine Weitergabe von vertraulichen Informationen an Dritte (mit der Ausnahme derjenigen, gegenüber denen eine Entbindung der Schweigepflicht durch den Patient vorliegt).
2. Störungen haben Vorrang: Falls der Patient emotional durch bestimmte Themen, Ereignisse stark aufgewühlt wird (z. B. sich missverstanden fühlt), aktuelle Probleme dominieren oder er sich während der Sitzung überfordert fühlt, soll dies vorrangig bearbeitet werden.
3. Suizid-Alarm: Hoffnungslosigkeit, Suizidgedanken und jegliche suizidale Krisen haben Vorrang und berechtigen zum unmittelbaren, notfallmäßigen Kontakt mit dem Therapeuten. Verheimlichung von suizidalen Tendenzen und Suizidversuche verhindern therapeutische Fortschritte und eine erfolgreiche Therapie.
4. Anwesenheit und Regelmäßigkeit ist sehr wichtig. Falls ein Termin nicht wahrgenommen werden kann, muss spätestens 24 Stunden vorher abgesagt werden.
5. Falls der Patient ohne Entschuldigung fehlt, sich nicht meldet und telefonisch nicht erreicht werden kann, darf der Therapeut sich an eine (festgelegte) Bezugsperson wenden.
6. Medikamentencompliance: Medikamente sind wie vom Arzt verschrieben regelmäßig einzunehmen. Dies ist ein wesentlicher Teil der Behandlung. Kontrolltermine sind wahrzunehmen. Probleme mit der Medikation sind mit dem Arzt zu besprechen.

4.5.1 Motivation, Psychoedukation und Selbstbeobachtung

Das erste Modul einer Psychotherapie dient insbesondere der Entwicklung und Förderung der Motivation durch die Erarbeitung und Vermittlung der relevanten Informationen über bipolar affektive Störungen, deren Ursachen bzw. Risikofaktoren sowie durch die Erläuterungen zur Pharmakotherapie und zu den Ansatzpunkten einer Psychotherapie. Hierbei kommen alle in Kapitel 4.2 (Psychoedukation) bereits dargestellten Aspekte und Materialien (Meyer, 2005) zur Anwendung.

Wesentliche Elemente dieses ersten Moduls sind: Erarbeitung der persönlichen Geschichte depressiver und manischer Episoden seit Beginn der Erkrankung anhand der Arbeitsmaterialien zur Depression und zur Manie (vgl. Abb. 6 und 7 auf S. 44) sowie die Konstruktion einer „Life Chart" (vgl. Abb. 9), also der Krankheitsgeschichte seit der ersten Episode unter Berücksichtigung von Ereignissen, Belastungen, eigenem Verhalten, Medikamentencompliance, Klinikaufenthalten usw.

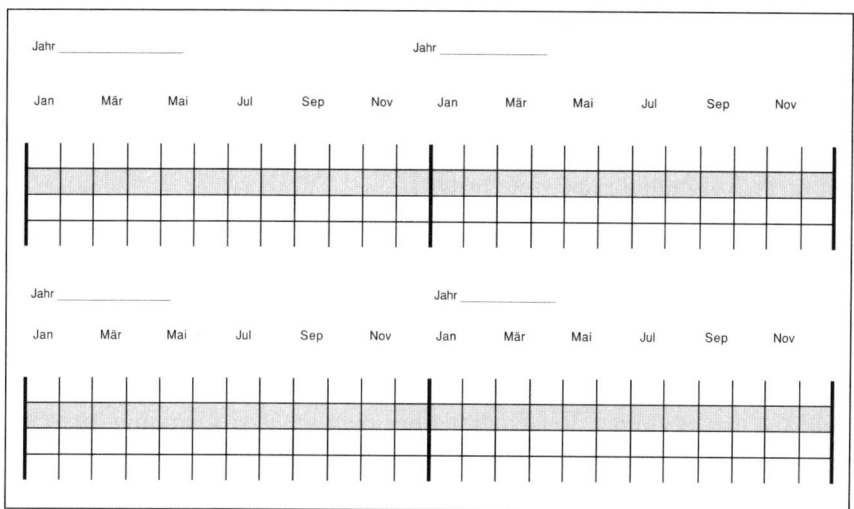

Abbildung 9: Arbeitsblatt Life Chart (eigene Krankengeschichte)

Die Erarbeitung der Life Chart kann sehr viel Zeit in Anspruch nehmen und sich über mehrere Sitzungen erstrecken. Aus dieser Rekonstruktion des Krankheitsverlaufs, in Verbindung mit familienanamnestischen und persönlichen Daten, fällt es meist leicht, das bereits in Abbildung 8 vorgestellte mehrfaktorielle *Störungsmodell* als Krankheitskonzept abzuleiten. Dieses liefert u. a. eine Grundlage für die beginnende Psychotherapie und die Aufrechterhaltung der Medikamentencompliance. Es hat sich als hilfreich erwiesen, Patienten eine Life Chart wie in Abbildung 9 verkleinert dargestellt als Therapiematerial zur Verfügung zu stellen.

Störungsmodell anhand der Krankengeschichte (Life Chart) erarbeiten

Besonders relevant während der Anfangsphase der Psychotherapie ist die Einführung des *Stimmungstagebuch (STB)* (vgl. Karte im Anhang des Buches), das während der gesamten Therapiezeit und idealerweise darüber hinaus ausgefüllt werden sollte, da es mehrere therapeutische Funktionen erfüllt. Zum einen liefert es dem Patienten und Therapeuten eine systematische, fortlaufende Beobachtung des täglichen Befindens, des täglichen Lebensrhythmus, der stattfindenden Ereignisse und des Schlaf-Wach-Verhaltens. Mit diesen alltäglichen Informationen werden die Zusammenhänge des Störungsmodells (vgl. Abb. 8 auf S. 45) ergänzt und untermauert. Zum anderen erlaubt es in übersichtlicher und ökonomischer Weise den Verlauf von Befinden und Aktivitäten über mehrere Tage und Wochen zu erfassen, Veränderungen frühzeitig zu registrieren und damit rechtzeitig zu regulieren. Es motiviert so zur Selbstkontrolle und steigert die Veränderungsbereitschaft.

Selbstbeobachtung (Tagebuch) als zentrales Element, um Zusammenhänge zu erkennen

Das STB ist in verschiedenen Kontexten der Therapie immer wieder von Relevanz. Als Beispiele seien genannt: (a) das Erlernen, zwischen täglichen Stimmungsschwankungen und Symptomen affektiver Episoden zu differenzieren; (b) das Aufzeigen von Zusammenhängen zwischen Aspekten des Alltags bzw. des täglichen Rhythmus (z. B. Schlafenszeiten, Arbeit) und Veränderungen in der Stimmung; (c) das Identifizieren von mangelnder Medikamentencompliance; (d) die Überprüfung und Veränderung dysfunktionaler Überzeugungen; (e) die Umsetzung von Verhaltensübungen im Alltag (z. B. Kommunikation mit Partner).

Entscheidend für die Bereitschaft zum und die Zuverlässigkeit beim Ausfüllen des STB sind eine ausführliche, genaue Erläuterung, wie das STB auszufüllen und wozu das STB für den Patienten nützlich ist sowie die regelmäßige und gründliche Besprechung des ausgefüllten STB. Diese regelmäßigen Besprechungen des STB kosten Zeit, doch lohnt sich der Einsatz. Es konnte immer wieder gezeigt werden, dass durch diese Form der Selbstbeobachtung das Verständnis über die eigene Erkrankung, das Gefühl der Kontrolle, die Möglichkeiten der Einflussnahme und die Motivation für Veränderungen erhöht werden konnten.

> **Widerstand und mangelnde Mitarbeit:**
>
> Mangelnde Mitarbeit und Compliance kann als die Folge von Diskrepanzen zwischen den Erwartungen des Therapeuten und dem Verhalten des Patienten beschrieben werden. Die Frage, die sich dann immer stellt, ist, inwieweit der Fehler in der Therapie selbst, im Behandlungsplan, dem Therapeutenverhalten oder der Motivation des Patienten liegt. Falls das STB nicht oder nur teilweise ausgefüllt wurde, ist der Anknüpfungspunkt für das Thema „aktive" bzw. „mangelnde" Mitarbeit direkt gegeben. Dies sollte zum Anlass genommen werden, die möglichen Fehlerquellen zu analysieren und zu korrigieren. Da es Patienten aus verschiedensten Gründen schwerfallen kann, dieses Thema anzusprechen, ist es hilfreich, wenn es der Therapeut direkt, u. U. unter Verwendung eigener Beispiele (Selbsteinbringung) thematisiert. Auch die von manchen erlebte Aversität, sich mit der eigenen Erkrankung zu beschäftigen, kann ein Grund für mangelnde Mitarbeit sein. Nicht zuletzt können aber auch Schwierigkeiten durch das Therapeutenverhalten selbst bedingt sein, z. B. eine dozierende Haltung oder fehlendes Einfühlungsvermögen. Ein Hauptfaktor für mangelnde Compliance, z. B. hinsichtlich des STB oder anderer Übungen und Aufgaben, ist die nicht hinreichende Vorbesprechung und Klärung dessen, was genau vom Patienten erwartet wird und wofür das STB gut sein soll.

4.5.2 Selbstbeobachtung, Normalität und Warnsignale

Das zweite Modul will Patienten darin schulen, persönliche Warnsignale bzw. *Frühwarnsymptome* von affektiven Episoden zu erkennen, Sicherheit bezüglich der Unterscheidung von normalem Befinden und dessen Schwankungen sowie von krankhaften Befindensveränderungen zu erlangen. Zudem sollen weitere Problembereiche identifiziert werden, die im Verlauf der Psychotherapie bearbeitet werden sollen.

Individuelle Frühwarnsymptome und Hinweise erkennen und beeinflussen lernen

Selbstbeoachtung und das Erkennen von Symptomen soll langfristig helfen, das Auftreten neuer, voll ausgeprägter depressiver bzw. manischer Episoden zu verhindern. Dazu ist es wichtig, zu lernen, erste Warnsymptome rechtzeitig zu erkennen. Ein Erkennen solcher Warnsymtpome ermöglicht ein frühzeitiges Eingreifen und kann dazu führen, dass z. B. Klinikaufenthalte verhindert werden. Um dies zu erreichen, ist es für den Patienten und die Familie von Bedeutung, die Anzeichen und Symptome der bipolaren Episoden zu erkennen und sich deren bewusst zu sein. Der erste Schritt ist, das Wahrnehmen und Benennen; der zweite Schritt ist die regelmäßige Beobachtung von Schlüsselsymptomen, wie z. B. Stimmungsänderungen.

Die mittels der Life Chart (vgl. Abb. 9) erarbeitete persönliche Geschichte an depressiven und (hypo-)manischen Episoden erlaubt den Einstieg in die Analyse individueller Frühwarnsymptome und Warnhinweise.

Beispiele für Frühwarnsymptome:

Symptome, die im Vorfeld *manischer* Episoden vorkommen:
- Ich hatte Schwierigkeiten, still zu sitzen.
- Ich fuhr schneller Auto.
- Ich trank mehr Alkohol.
- Ich wollte mehr erleben, weil alles so langweilig erschien.
- Ich wechselte die Kleidung mehrmals am Tag.
- Ich trug farbigere oder grellere Kleidung oder Schminke.
- Ich hörte lauter Musik als sonst.
- Ich aß mehr als gewöhnlich.
- Ich aß weniger als gewöhnlich.
- Ich schlief weniger als normalerweise.
- Ich begann Sachen, die ich dann nicht beendete.
- Ich verschenkte Sachen, die mir gehörten.
- Ich kaufte Geschenke für irgendwelche Leute.
- Ich gab mein Geld freizügiger aus.
- Ich traf unkluge Entscheidungen.
- Ich feierte mehr.
- Ich interessierte mich mehr für Sex als sonst.
- Ich sang in der Öffentlichkeit.
- Ich redete lauter als gewöhnlich.
- Ich mischte mich in beliebige Gespräche ein.

Symptome, die im Vorfeld *depressiver* Episoden vorkommen:
- Ich sagte Verabredungen ab.
- Ich wollte meine Ruhe haben.

- Alkohol und Tabletten erscheinen als kleine Helfer.
- Es fiel mir schwer, morgens aufzustehen.
- Mir war egal, wie ich aussah.
- Alles war irgendwie anstrengender.
- Ich aß langsamer als gewöhnlich.
- Ich aß weniger als gewöhnlich.
- Ich hatte weniger Appetit.
- Ich schlief mehr als normalerweise.
- Ich vernachlässigte meine Arbeit.
- Viele Dinge waren mir plötzlich gleichgültig.
- Ich dachte, mein Leben sei ein einziger Fehlschlag.
- Ich dachte häufiger, dass es kaum noch Hoffnung gibt.
- Ich interessierte mich nicht mehr für Sex.
- Abends war ich froh, dass der Tag endlich vorbei war.
- Ich redete leiser als gewöhnlich.

Diese Liste wird ergänzt durch die mittels des Stimmungstagebuchs erhobenen Verlaufsbeobachtungen an Stimmungsschwankungen und Verhaltensänderungen. Die Beteiligung von Angehörigen und des Partners bei der Erarbeitung einer *persönlichen Liste von Frühwarnsymptomen* ist besonders hilfreich.

Jeder von uns erlebt täglich ereignisabhängige Veränderungen des Befindens und der Stimmung. Es kann sich dabei um äußere Ereignisse handeln, die die Stimmung beeinflussen, wie z. B. ein unerwarteter Anruf eines Freundes, ein Streit usw. Doch ebenso wird unsere Stimmung auch von inneren Prozessen beeinflusst. Hierzu zählen körperlich Vorgänge bzw. Zustände, wie z. B. Müdigkeit, hormonelle Veränderungen, Infektionen, aber auch Gedanken, wie z. B. sich Sorgen zu machen und Erinnerungen. Viele bipolare Patienten sind hinsichtlich der Unterscheidung von „normalem Befinden" und von dessen Schwankungen sowie von „Frühwarnzeichen" beginnender affektiver Episoden verunsichert. Patienten wissen oft gar nicht mehr, was „normal" ist und auf welche Veränderungen der Stimmung, des Denkens und des Verhaltens sie „besorgt" reagieren sollten.

Verunsicherung darüber, was „normales Befinden" und was bereits krankhaft ist

Im Unterschied zur depressiven Stimmung, bei der meist ein deutlicher Leidensdruck besteht, sind die Stimmungsänderungen, die im Rahmen der Hypomanie und Manie auftreten, für die Außenstehenden meistens offensichtlicher als für die Betroffenen selbst. Vor allem zu Beginn der manischen Phasen erleben sich die Patienten „einfach nur als aktiver oder zuversichtlicher, optimistischer und voll Energie". Auch „Gereiztheit" und „Aktivitätsdrang" werden von Patienten selbst oft nicht als Warnsymptome wahrgenommen. Wichtig für Therapeuten ist zu wissen, dass maniforme Zustände sich fast immer zuerst als ein Mehr an Energie und Aktivität, nicht als Veränderung in der Stimmung zeigen.

Das Arbeitsblatt „*Was ist, wenn ...*" (vgl. Anhang, S. 84) wird eingeführt, um anhand von Merkmalen der Stimmung, des Denken und des Verhalten zu definieren, was ganz individuell *Normalität*, also einen gesunden, euthymen Zustand kennzeichnet und was eine (beginnende) Depression bzw. (Hypo-)Manie kennzeichnet. Normalität ist dabei nicht definiert als die Abwesenheit von Depression bzw. Manie, sondern bedarf der Erarbeitung positiver Kriterien. So gilt es z. B. darauf zu achten, dass in der Spalte „... wenn ich gesund bin und keine Symptome habe" z. B. nicht einfach steht „normaler Schlaf", sondern die genaue „Dauer" (wieviele Stunden Schlaf), also die „Einschlaf- und Aufstehzeiten" vermerkt sind. Bipolare Patienten erleben meist keine völlig ungewöhnlichen (abnormalen) Stimmungen, Gedanken und Verhaltensänderungen, es ist vielmehr die zeitliche Erstreckung (Dauer) und die Intensität, die auffällig ist. Häufig ist bei der Erarbeitung dieses Arbeitsblatts mit Schwierigkeiten zu rechnen. Daher ist das Stimmungstagebuch in dieser Phase besonders wichtig und hilfreich. Es ist wichtig, mit Patienten Geduld zu haben und sich genügend Zeit für die Auswertung und für die Differenzierungen zu nehmen. Ziel ist Selbstkontrolle durch Selbstbeobachtung! Patienten müssen dieses genaue Hinschauen, das Ausnützen der gesamten Befindensbreite und die Befindensmöglichkeiten (siehe STB) erst lernen und dabei auch Ängste überwinden. Wir haben immer wieder erlebt, dass Patienten verschiedene Stimmungsdimensionen nicht nutzten, aus der Angst heraus, sie würden dann gleich wieder als manisch oder depressiv angesehen werden. Eine Möglichkeit des therapeutischen Umgangs ist das Ansprechen der Befürchtungen und die Hilfestellung bei der Nutzung der Beobachtungsdimensionen.

Sowohl für die individuelle Bedingungs- und Verhaltensanalysen (vgl. Abb. 3 auf S. 30 und Abb. 5 auf S. 40), als auch um Patienten Zusammenhänge zwischen externen Ereignissen und inneren Zuständen (Befindlichkeit) aufzuzeigen, werden im STB auch Fragen zum Schlaf, zum Alkoholkonsum, zur Ernährung, zu körperlichen Aktivitäten und zu Konflikten gestellt. Patienten werden ermutigt, eigene Beobachtungen zusätzlich zu notieren (z. B. Stimmungsveränderungen auf dem Weg zur Arbeit).

Anhand der Selbstbeobachtungen der Patienten, der Life Chart und der Krankheitsgeschichte sowie den Informationen von Angehörigen gelingt es Schwachstellen, Risikobedingungen bzw. Defizite zu erkennen, die in den folgenden Therapiesitzungen bearbeitet und ausgeglichen werden.

4.5.3 Alltagsstruktur, Aktivitäten und Kognitionen

Das dritte Modul will Strategien vermitteln, um mit beginnenden Symptomen und drohenden Rezidiven angemessen umzugehen bzw. deren Auftreten zu verhindern. Dabei werden folgende Ziele angestrebt: Balancierte Alltagsstruktur, angemessenes Aktivitätsniveau, erholsamer Schlaf-Wach-

Alltagsstrukturierung, Regelmäßigkeit der Lebensführung und Entlastung

Rhythmus, Erkennen und Bearbeiten dysfunktionaler Gedanken und Einstellungen.

Alle Störungsmodelle betonen die Bedeutung einer Balance von Anforderungen und Entlastungen, von Erholung und Aktivitäten, von Schlafen und Wachen, von sozialen Anforderungen und anforderungsarmen Alltagsphasen. Zum Erhalt von Remission und der Verhinderung von erneuten affektiven Episoden ist daher eine angemessene, persönlich verantwortungsvolle Alltagsgestaltung wesentlich. Dabei geht es nicht nur um den Aufbau und die Aufrechterhaltung positiver Aktivitäten, sondern auch um den Abbau von Tätigkeiten und Aufgaben. Als wesentliches Hilfsmittel kommen hier *Tages- und Wochenprotokolle* (Hautzinger, 2008a; vgl. Arbeitsblatt im Anhang, S. 85) zum Einsatz.

Tages- und Wochenprotokolle zur Erfassung und Planung hilfreich

Wochenprotokolle sind Selbstbeobachtungen, die Stunde für Stunde die stattgefundenen Tätigkeiten, Ereignisse und Handlungen festhalten und diese in Beziehung zum aktuellen Befinden setzen. Ziel ist es, durch die vorschauende und planende Gestaltung des Alltags eine Balance zwischen Pflichten und Angenehmen, zwischen Pflichten, Hektik sowie Entspannung und Erholung zu erreichen. Damit soll eine Überforderung, doch auch eine Unterforderung des leicht aus dem Gleichgewicht zu bringenden biopsychologischen Systems (siehe Störungsmodell in Abb. 8 auf S. 45) der Patienten verhindert werden. Bei bipolaren Patienten liegt der Fokus auf Regelmäßigkeit und fester Struktur und nicht unbedingt auf dem „Mehr" an (angenehmen) Tätigkeiten.

Für den Aufbau und die Tagesstrukturierung mit angenehmen Aktivitäten lässt sich zur Überwindung depressiver Phasen die „Liste angenehmer Aktivitäten" (Hautzinger, 2003) verwenden. Diese Liste kann auch bei der Aufrechterhaltung angenehmer Tätigkeiten, bei der Sicherung eines balancierten Lebensrhythmus und zu einer günstigen Alltagsstrukturierung genutzt werden.

Wir haben mit folgendem Vorgehen gute Erfahrungen gemacht:
- Lassen Sie den Patienten über eine oder auch zwei Wochen ein Tages- bzw. ein Wochenprotokoll führen. Dabei soll, in Ergänzung zum STB, möglichst handlungsnah, also Stunde für Stunde oder zumindest alle 3 bis 4 Stunden festgehalten werden, was getan wurde, was sich ereignet hat und wie dabei das Befinden war.
- Diese Selbstbeobachtung wird dann mit dem Patienten detailliert ausgewertet und es wird auf eine balancierte Alltagsstruktur und einen regelmäßigen, stabilen Lebensrhythmus geachtet. Bedarf es hier der Intervention, dann gilt es, das Wochenprotokoll als Planungshilfe zu nutzen.
- Lassen Sie den Patienten eine persönliche Liste angenehmer Tätigkeiten erstellen. Es geht um eine Sammlung aktuell angenehmer und eventuell „vergessener", früher als angenehm erlebter Aktivitäten sowie um die Sammlung von Ideen für neue, bislang nicht erlebte positive Verstärker.

- Gehen Sie mit dem Patienten die Liste durch, welche angenehmen und positiven Tätigketien aufgeführt wurden und ob auch neue Ideen dabei sind, die man ausprobieren könnte.
- Besprechen Sie dann mit dem Patienten, ob und wie diese Aktivitäten in den Alltag, anhand des Wochenprotokolls, eingebaut werden können.
- In Abhängigkeit von dem aktuellen Befinden bzw. der Alltagsstruktur, kann es jedoch auch erforderlich sein, bestimmte Aktivitäten aus dem Alltag zu streichen und das Tätigkeitsniveau zu reduzieren. Vor allem bei hypomanischen Symptomen geht es um die Aktivitätsregulation durch einen „Aktivitätsabbau" mit dem Ziel, die vielfältigen Ideen, Pläne und Aktivitäten zu strukturieren. Es gilt, eine Prioritätensetzung vorzunehmen.

Manche bipolare Patienten sind schlecht organisiert, chaotisch, unüberlegt, sich und andere überfordernd und ungeschickt in der Setzung von Prioritäten bei der Problembewältigung. Ergänzend zum Wochenprotokoll kann hier das Arbeitsblatt *Besser planen* (vgl. Anhang, S. 86) genutzt werden, vor allem wenn sich ein manformer Zustand abzeichnet.

Es sollen damit alle Pflichten im engeren Sinne (z. B. Hausarbeit, Arbeitsaufgaben, Körperpflege usw.), doch auch regelmäßige, feststehende und alltägliche Termine (z. B. Sport, Essen, Schlafen) sowie Vorhaben, Projekte und Ideen erfasst werden. Wenn die Sammlung vollständig ist, kann für jedes notierte Vorhaben beurteilt werden, ob (a) die Tätigkeit regelmäßig, also täglich bzw. wöchentlich eingeplant werden muss, (b) ob eine Frist existiert, bis zu der die Aufgabe erledigt sein muss, und (c) wie dringend diese Aufgabe in Abwägung objektiver und subjektiver Umstände wirklich ist. Anhand der sich so ergebenden Prioritätenliste können die zu erledigenden Aufgaben in das Wochenprotokoll eingetragen werden, wobei dabei selbstverständlich auf die Balance und stabile Alltagsstruktur zu achten ist.

Planungshilfen und Regeln zur Schlafhygiene verfügbar

Schlafhygiene ist zentral für die Rückfallprophylaxe. Auch hierbei sind das STB und das Wochenprotokoll die entscheidenden Hilfsmittel, um den Schlaf beeinträchtigende Faktoren auf die Spur zu kommen. Im Protokoll werden ja Schlafzeiten, Aktivitäten, Alltagsereignisse und besondere Vorkommnisse eingetragen (z. B. ausgedehnte Bettzeiten, Lesen, Fernsehen im Bett, Dienstreise mit Zeitverschiebung usw.). Bei starker und länger andauernder Unruhe, erhöhter Ablenkbarkeit und bei Gedankenrasen können Maßnahmen greifen, die eine Reduktion der (Über-)Stimulation zum Ziel haben. Entspannungsübungen und das Vermeiden bzw. aus dem Feld gehen (z. B. Spaziergänge, den Telefonstecker herausziehen, Zeit allein verbringen, ruhige Musik in geringer Lautstärke hören usw.) können diese Symptome kontrollieren, bedürfen jedoch der Planung bzw. Festlegung mittels des Wochenprotokolls.

Ungünstige *Kognitionen und dysfunktionale Informationsverarbeitung* kommen im Vorfeld depressiver als auch manformer Episoden vor. Über-

Dysfunktionale depressive bzw. (hypo-)manische Kognitionen lassen sich mit bewährten Methoden beeinflussen

zogene Erwartungen, Selbstzweifel, Überschätzungen, unrealistische Annahmen und Folgerungen gelten als psychopathologisch im Rahmen einer bipolar affektiven Störung. Dabei treffen diese Dysfunktionen nicht auf alle Patienten in gleichem Ausmaß zu, lassen sich jedoch durch das STB, die Life Chart und die zuvor dargestellten Arbeitsmaterialen (z. B. „Was ist, wenn …") gut erkennen. Die Veränderung und Selbstkontrolle kognitiver Prozesse setzt ein angemessenes Verständnis des Zusammenhangs von Stimmung, Denken und Verhalten im Rahmen einer bipolar affektiven Störung voraus. Bereits in den Abbildungen 3 und 5 wurden diese Zusammenhänge u. a. an einem Fallbeispiel illustriert.

Das *Protokoll automatischer Gedanken* (Meyer & Hautzinger, 2004) erlaubt das Erkennen automatischer Gedanken in konkreten Situationen bzw. bei konkreten Auslösern und deren Auswirkungen auf das Befinden, Erleben und Verhalten. Automatische Gedanken treten bei dysphorischen und maniformen Stimmungszuständen auf. Es handelt sich um schnell ablaufende, unbewusste, reflexhaft auftretende und in der Situation subjektiv plausibel erscheinende Bewertungen und Schlussfolgerungen, die bei uns allen vorkommen. Manche dieser automatischen Gedanken sind richtig, hilfreich, funktional und der Situation angemessen. Bei starken, länger anhaltenden Stimmungsausschlägen finden sich dysfunktionale, einseitige, wenig hilfreiche und unangemessene Gedanken. Patienten müssen üben, diese automatischen Gedanken zu erkennen (mittels des „Protokolls automatischer Gedanken"), um sie einer Veränderung zuzuführen. Am leichtesten sind sie zu beobachten, wenn starke Gefühle (z. B. Wut, Trauer, Euphorie oder Enttäuschung) erlebt werden und man sich dabei fragt, was einem durch den Kopf geht und in so eine Gefühlslage bringt.

Tabelle 5: Typische depressive und hypomanische Denkfehler

Willkürliche Schlussfolgerungen	• „Ich habe völlig versagt." • „Die wollen mich."
Übergeneralisierungen	• „Ich bin ein Nichts." • „Ich weiß es am besten."
Selektive Verallgemeinerungen	• „Alle sind von meinen Plänen begeistert."
Übertreibungen	• „Ohne Hilfe schaffe ich das nicht." • „Ich brauche keine Medikamente."
Dichotomes Denken	• „Das war ein totaler Misserfolg." • „Die brauchen mich."

Haben Patienten die Macht der Gedanken bei sich verstanden und ihre typischen Denkmuster während einer Depression bzw. einer Manie erkannt (vgl. Tab. 5), geht es um die Korrektur und Veränderung dieser automatischen, überlernten und oft sehr stabilen Muster. Neben zahlreichen kognitiven Interventionen haben sich vor allem „Rollentausch", „Realitätstesten", „Reattribuierung" und die „Vorteile-Nachteile-Technik" bei der Erarbeitung alternativer, hilfreicher, freundlicher, rationaler Kognitionen bewährt.

Typische Denkmuster in den bipolaren Phasen erkennen und überprüfen lernen

Da absolutistische, extreme und kategorische automatische Gedanken in der Regel falsch bzw. unangemessen sind, ist es sinnvoll, sie auf ihren Realitätsgehalt bzw. ihre Gültigkeit hin zu prüfen. Mittels *„Realitätstesten"* (vgl. Abb. 10) können dann die entsprechenden Pro- und Contra-Argumente gesammelt und festgehalten werden. Es fällt Patienten meistens leichter, Pro-Argumente als Contra-Argumente für ihre Annahmen zu finden, weil sie ihre Annahmen bislang nie in Frage gestellt haben oder gezwungen waren, ihre Position aus einer anderen Perspektive (Rollentausch) zu sehen. Aus diesem Grund ist in diesem Arbeitsblatt auch eine Spalte vorgesehen, die explizit einen Perspektivenwechsel erfordert (z. B. „Was würden andere denken?", „Wie würde jemand anders, z. B. Ihr Partner, ein Freund, diese Situation bewerten?"), um die Relativität der eigenen Annahmen zu erleben. Außerdem wird es durch diesen Perspektivenwechsel möglich, sich emotional von dem Erlebnis oder der Erfahrung zu distanzieren.

Arbeitsblatt: Realitätstest		
Automatischer Gedanke: *Die anderen sind unfähig und langweilig. Ohne mich geht das Projekt schief.*		
Was spricht dafür, dass dies *stimmt*?	Was spricht dafür, dass dies *nicht stimmt*?	Gibt es andere Erklärungen? Was würden andere in dieser Situation denken? Wie würden sie sich das erklären?

Abbildung 10: Arbeitsblatt Realitätstesten – Beispiel

Die Bearbeitung hypomanischer bzw. manischer Kognitionen entspricht dem Vorgehen bei depressiven Gedanken. Dennoch ist es wichtig, separat auf die Identfikation und Modifikation maniformer Gedanken einzugehen. Übersteigerter Optimismus, gesteigertes Selbstvertrauen bis hin zu Größenideen sind die am häufigsten zu beobachtenden Veränderungen im Denken, die zu Beginn oft in Form von zahlreichen Ideen und Plänen in Erscheinung treten. Es erscheint den Betroffenen, als ob ihnen das Leben nun offenstehe und eine unendliche Anzahl von Möglichkeiten biete und nur darauf warte, dass eine Gelegenheit kommt, um diese umzusetzen.

Realitätstesten bzw. Vorteile/ Nachteile sammeln sind hilfreich

Selektiv werden dabei oft nur die Vorteile sowie der potenzielle Nutzen solcher Entscheidungen zur Kenntnis genommen, während Nachteile, Risiken bzw. die möglichen Kosten meist nicht hinreichend – wenn überhaupt – gesehen werden. Größenfantasien und das Gefühl, über besondere Kräfte zu verfügen, können mit diesen Ideen einhergehen. Ein Beispiel wäre, den Eindruck zu haben, die Ampelschaltungen während einer Autofahrt vorhersagen oder sogar steuern zu können.

Kritische, ungläubige oder hinterfragende Kommentare anderer Personen werden von Patienten oft als „Eifersucht", „Neid" und „Missgunst" interpretiert. Das Infragestellen solcher Ideen, Pläne oder Vorstellungen ist daher auch therapeutisch ein heikles Unterfangen. Auch Therapeuten kann von Patienten unterstellt werden, dass sie ihnen gute Gefühle und Optimismus nicht gönnen. Dies kann Misstrauen, Verbitterung, Enttäuschung oder Reizbarkeit auslösen. Eine Möglichkeit, diesen Störungen im Voraus zu begegnen, ist Patienten direkt zu sagen, dass Realitätstesten bzw. das Suchen nach alternativen Erklärungen eventuell als Kritik oder Misstrauen erlebt werden kann, es sich jedoch um eine therapeutische Intervention handelt.

Sofern Patienten nicht akut hypoman oder manisch sind, stellt das Hinterfragen maniformer Gedanken kaum ein Problem dar. So berichtete einer unserer Patienten in der Manie die Fähigkeiten zu haben, Klavier spielen und Vorhersagen treffen zu können, was andere Personen im nächsten Moment tun werden. Auch im euthymen Zustand ging er davon aus, dass er dies während der Manie konnte. Eine genaue Situationsanalyse (z. B. wo und wann, vor wem er Klavier spielte, und in welchen Situationen er Vorhersagen über das Verhalten anderer machen konnte) ergab (mittels Realitätstest), dass diese Überzeugungen sowohl damals im akuten manischen Zustand auch als retrospektiv unzutreffend waren.

Sind Patienten jedoch akut hypoman oder gar manisch, dann ist es hilfreicher und erfolgversprechender, auf der Verhaltensebene (Alltagsstrukturierung, balancierter Lebensrhythmus, Aktivitätenplanung) zu arbeiten und die kognitiven Techniken nur ergänzend einzusetzen.

4.5.4 Problembewältigung, Achtsamkeit und interpersonelle Kompetenzen erwerben

Problemlösemethode als Metakonzept vermitteln

Im vierten Modul steht, falls im Einzelfall erforderlich, der Aufbau von Problembewältigungsstrategien, von Achtsamkeit, von sozialen, interpersonellen Kompetenzen und Kommunikationsfertigkeiten im Zentrum. Dabei werden meist auch die Angehörigen, besonders der Ehe- bzw. Lebenspartner bei den Übungen mit einbezogen.

Die Fähigkeit „*Probleme erkennen und Probleme bewältigen*" stellt eine Metastrategie dar, die auf die Lösung unterschiedlichster, oft sehr persönlicher Probleme angewandt werden kann. Diese Problemlösemethode hat sich in verschiedensten Zusammenhängen, z. B. in der Depressionstherapie oder dem Stressmanagement oder im Rahmen von Hilfen für pflegende Angehörige, bewährt.

Typische Schritte und hilfreiche Fragen zum „Problem erkennen und bewältigen" sind (vgl. auch Tab. 6, S. 64):
- *Definition des Problems:* Das Problem möglichst konkret, situationsspezifisch und verhaltensnah formulieren. Hierbei sollte auch der Zeitrahmen beachtet werden, z. B. „Ich sollte meinen Lithiumspiegel kontrollieren lassen, aber ich habe keine Zeit, stundenlang im Wartezimmer zu sitzen und zu warten, bis ich dran bin".
- *Zielfindung:* Das Ziel möglichst konkret und spezifisch formulieren. Ein wesentlicher Schritt ist die Ableitung des Ziels aus dem Problem, d. h. welche Änderung (von wem) ist angestrebt.
- *Lösungswege finden (Brainstorming):* Das Sammeln aller möglichen und unmöglichen Alternativen, die zur Lösung beitragen. Dieses Brainstorming findet ohne Bewertung der Lösungsalternativen hinsichtlich Qualität, Sinn und Unsinn oder der Realisierbarkeit der Optionen statt. Es sollen so viele Alternativen wie möglich niedergeschrieben werden, wobei der Kreativität keine Grenzen gesetzt sind.
- *Gewichtung und Bewertung der Lösungswege:* Die Bewertung der einzelnen Lösungswege im Hinblick auf ihre wahrscheinliche Effektivität zur Lösung des konkreten Problems, wobei gemeinsam mit dem Patienten völlig abwegige und unrealistische Alternativen gestrichen werden können. Für die verbleibenden Lösungswege sollte dann das Für und Wider abgewägt werden, um dann die Alternative auszuwählen, die aufgrund dieser Bewertung am wahrscheinlichsten zum Erfolg führen könnte.
- *Entscheidung für einen Lösungsweg:* Auswahl des Lösungswegs, der aus Sicht des Patienten am besten erscheint und gleichzeitig mit hoher Wahrscheinlichkeit zur Problemlösung beitragen wird. Es kann hilfreich sein, eine Rangliste zu erstellen.
- *Planung und Umsetzung (Ausprobieren) des ersten Lösungswegs.*
- *Bewertung des Ergebnisses:* Wurde das definierte Ziel erreicht? Dabei gilt es, auch auf Teillösungen zu achten und nicht schon auf die komplette Lösung des Problems. Sofern der gewählte Lösungsweg nicht erfolgreich war und eine Neudefinition des Problems nicht erforderlich ist, wird eine andere Handlungsalternative ausgewählt und erprobt. Kommen Patienten bei der Problemlösung voran oder haben mit dem Lösungsweg gar das Problem bewältigt, ist Lob und Selbstverstärkung wichtig.

Tabelle 6: Probleme richtig angehen

Schritte	Entsprechende Frage
1. Definition des Problems	Was ist genau das Problem?
2. Zielfindung	Was für ein Ziel habe ich? Was wünsche ich mir?
3. Alle Lösungswege	Welche Lösungen gibt es?
4. Bewertung und Gewichtung der einzelnen Lösungswege	Wie realistisch und gut sind diese einzelnen Lösungen?
5. Entscheidung für einen Lösungsweg	Welche Lösung kann ich aufgrund der Bewertungen (siehe Frage 4) auswählen und ausprobieren?
6. Probe des Lösungsweges	Ausprobieren der ausgewählten Lösung!
7. Bewertung des Ergebnisses	Welche positiven Erfahrungen habe ich mit ausprobierter Lösung gemacht?
a) Problem nicht gelöst? Zurück zu Frage 4	Muss ich eine andere Lösung wählen?
b) Ergebnis zufriedenstellend?	Gut gemacht! Was gönne ich mir?

Die wichtigste Fertigkeit, die durch *Achtsamkeitsübungen* vermittelt werden soll, besteht darin, automatisierte kognitive und behaviorale Routinen zu verlassen (bzw. aus ihnen auszusteigen) und dadurch Belastungen zu reduzieren sowie Rückfälle zu verhindern (Heidenreich & Michalak, 2009). Die Betonung liegt darauf zu lernen, wie man seine Aufmerksamkeit bewusst, im gegenwärtigen Augenblick und ohne dabei Wertungen vorzunehmen auf etwas richten kann. Patienten sollen dadurch in die Lage versetzt werden, automatische Denk- und Fühlabläufe bewusster wahrzunehmen und eine alternative Haltung einzunehmen, wenn es zu Stimmungsschwankungen (Aufwärts- bzw. Abwärtsspiralen) kommt. Patienten werden darin unterstützt, einen anderen Weg (im Augenblick sein, Dezentrieren, Loslassen, Sein statt Handeln), wie sie mit ihren Empfindungen, Gedanken und Gefühlen umgehen können, zu gehen. Dies soll insbesondere durch achtsame Akzeptanz und das Erkennen unerwünschter Gefühle und Gedanken geschehen, anstatt in eine vorprogrammierte Routine zu verfallen, die dazu führt, bestehende Probleme aufrechtzuerhalten bzw. das Befinden zu verschlimmern.

Durch Achtsamkeit den Autopiloten ausschalten und Belastungen reduzieren

Empfehlungen zur Durchführung der Übungen (nach Williams et al., 2007)

- Verwenden Sie das Präsens zur Beschreibung von Handlungen, die von Patienten durchgeführt werden sollen. Sagen Sie z. B. „Sie beobachten einfach, ob Ihr Verstand abgeschweift ist ..." oder „Sie bringen Ihre Aufmerksamkeit wieder zurück auf den Atem ...".

- Beginnen Sie die Übungen, indem Sie die Patienten bitten, sich einige Augenblicke lang ihre Haltung bewusst zu machen. Dabei wird empfohlen, den Rücken aufrechtzuhalten, ihn aber nicht steif zu machen. Wenn jemand auf einem Stuhl sitzt, dann ist es entscheidend, sich leicht nach vorne zu lehnen, damit der Rücken nicht von der Lehne gestützt wird.
- Sprechen Sie die Anleitung für die Übungen in einem sachlichen Tonfall. Bitte beachten Sie dass es sich hierbei nicht um Entspannungsübungen handelt und daher auch keine Notwendigkeit besteht, einen bestimmten Tonfall anzuschlagen oder eine tiefere Stimmlage zu wählen, um den Patienten zur Entspannung zu verhelfen. Lesen Sie die Anweisungen nicht wortwörtlich vor.
- Wenn Sie die Teilnehmer zu etwas ermutigen möchten, verwenden Sie dazu den Ausdruck „so gut Sie können", anstatt mit dem Begriff „versuchen Sie" zu operieren. Sagen Sie z. B. „Sie richten Ihre Aufmerksamkeit so gut Sie können auf Ihren Atem" anstatt „Versuchen Sie, die Aufmerksamkeit auf Ihren Atem zu richten".
- Machen Sie die Übungen zusammen mit den Teilnehmern mit. Dies bedeutet auch, dass Sie während der Leitung der Übung von Augenblick zu Augenblick von Ihrer eigenen Erfahrung geleitet werden.
- Lassen Sie zwischen Ihren einzelnen Anweisungen auch Raum für Schweigen. Geben Sie den Teilnehmern den Raum, die Übungen für sich selbst „zu machen".

Body Scan

Bei dieser wie auch bei anderen Übungen lernen die Patienten, indem sie zunächst ihre eigenen Erfahrungen mit der Übung machen und erst danach versuchen, diesen einen Sinn oder eine Bedeutung zu geben. Am sinnvollsten ist es, sich bei den Erklärungen möglichst kurz zu fassen, lieber zu wenig erklären als zu viel.

Die Patienten werden gebeten, sich dazu auf eine Matte oder eine Liege zu legen. Dann sollen einige Minuten damit verbracht werden, die Bewegung des Atems in den Körper hinein und wieder hinaus zu fokussieren. Die Patienten werden gebeten, sich im Geiste durch die verschiedenen Bereiche des Körpers zu bewegen. Das Ziel besteht darin, abwechselnd jedem einzelnen Körperteil bewusst seine Aufmerksamkeit zukommenzulassen und die tatsächlichen körperlichen Empfindungen zu erforschen, die in diesem Moment in diesem Körperteil vorhanden sind. Während der Übung (meist 45 Minuten) haben die Patienten zahlreiche Gelegenheiten die Grundanweisungen zu üben – ihre Aufmerksamkeit auf einen bestimmten Teil des Körpers zu lenken, diesen für kurze Zeit im Bewusstsein zu behalten, und ihn schließlich wieder freizugeben und den Bereich wieder „loszulassen", bevor sie die Aufmerksamkeit auf den nächsten Bereich richten.

Body Scan erlaubt, jedes Körperteil bewusst wahrzunehmen, zu erforschen und wieder loszulassen

„Legen Sie sich hin und machen Sie es sich bequem. Lassen Sie zu, dass Ihre Augen sich sanft schließen. Nehmen Sie sich ein paar Augenblicke Zeit und nehmen Sie Kontakt zu den Bewegungen Ihres Atems und zu den Empfindungen in Ihrem Körper auf. Wenn Sie soweit sind, richten Sie Ihre Aufmerksamkeit auf die Empfindungen in Ihrem Körper, vor allem die Empfindungen von Berührungen und Druck, dort, wo Ihr Körper Kontakt zur Matte bzw. zur Liege hat. Erlauben Sie sich, bei jedem Ausatmen loszulassen und ein bisschen tiefer auf die Unterlage zu sinken.

Erinnern Sie sich noch einmal daran, worum es bei diesen Übungen geht. Das Ziel der Übungen besteht darin, so gut Sie es vermögen, Ihre Aufmerksamkeit auf die Empfindungen zu lenken, die Sie entdecken, während Sie Ihre Aufmerksamkeit abwechselnd auf verschiedene Teile des Körpers richten.

Nun richten Sie Ihre Aufmerksamkeit auf die körperlichen Empfindungen im unteren Bauchraum. Während Sie einatmen und wieder ausatmen werden Ihnen die sich verändernden Muster von Empfindungen in der Bauchwand bewusst. Nehmen Sie sich ein paar Minuten Zeit um diesen Empfindungen nachzuspüren, während Sie weiter ein- und ausatmen.

Nachdem Sie eine Verbindung zu den Empfindungen im Bauchraum hergestellt haben, lassen Sie Ihre Aufmerksamkeit das linke Bein hinunter wandern, bis hinein in den linken Fuß – und zu den Zehen des linken Fußes wieder hinaus. Richten Sie die Aufmerksamkeit abwechselnd auf jeden einzelnen Zeh des linken Fußes und bringen Sie behutsames Interesse mit, während Sie die Qualität der Empfindungen erforschen, die Sie dort vorfinden. Vielleicht spüren Sie den Kontakt zwischen Ihren Zehen, ein Gefühl des Kitzelns, der Wärme oder auch gar keine bestimmte Empfindung.

Wenn Sie dazu bereit sind, können Sie sich einatmend vorstellen oder spüren, wie der Atem in die Lungen eintritt und dann in den Bauchraum hinunterwandert, bis ins linke Bein, in den linken Fuß – und zu den Zehen des linken Fußes wieder hinaus. Ausatmend spüren Sie, wie der Atem den ganzen Weg wieder zurückkommt, in den Fuß, in das Bein, in den Bauchraum hinauf, durch die Brust und durch die Nase wieder heraus. Setzen Sie dies ein paar Atemzüge hindurch so gut Sie können fort, atmen Sie bis in die Zehen hinunter und wieder hinaus. Es kann zunächst schwierig sein, dafür ein Gefühl zu entwickeln – üben Sie einfach dieses ‚Hineinatmen' so gut Sie können und gehen Sie spielerisch damit um.

Wenn Sie dazu bereit sind, lösen Sie beim Ausatmen die Aufmerksamkeit von Ihren Zehen und richten sie auf die Empfindungen an Ihrer linken Fußsohle. Bringen Sie Ihre behutsame, interessierte Aufmerksamkeit der Fußsohle, dem Spann, der Ferse entgegen. Beachten Sie die Empfindungen dort, wo die Ferse Kontakt zur Unterlage hat.

Nun erlauben Sie Ihrem Bewusstsein, sich auf den Rest des Fußes auszudehnen – auf das Fußgelenk, die Oberseite des Fußes – und bis hin zu den Knochen und Gelenken. Dann atmen Sie etwas tiefer ein und richten den Atem auf den ganzen linken Fuß während Sie ausatmend den Atem loslassen, lassen Sie auch den Fuß vollständig los und erlauben dem Fokus Ihrer Aufmerksamkeit sich in den unteren Bereich des linken Beins zu bewegen – in die Wade, das Schienbein, das Knie usw. – immer nacheinander.

Bringen Sie weiterhin den körperlichen Empfindungen in jedem Bereich des restlichen Körpers abwechselnd Ihre Aufmerksamkeit entgegen – hin zum oberen Bereich des linken Beins, zu den rechten Zehen, zum rechten Fuß, zum rechten Bein, zur Hüftgegend, zum Rücken, zur Bauchgegend, zur Brust, zu den Fingern, zu den Händen, zu den Armen, zu den Schultern, zum Nacken, zum Kopf und zum Gesicht. Bringen Sie den gegenwärtigen körperlichen Empfindungen in jedem Bereich so gut Sie es können dasselbe Niveau der Aufmerksamkeit und des behutsamen Interesses entgegen. Wenn Sie dabei einen größeren Bereich betreten oder verlassen, atmen Sie einatmend ‚hinein' und lassen Sie diesen Bereich ausatmend wieder los.

Wenn Ihnen eine Anspannung oder andere intensive Empfindungen in einem bestimmten Bereich des Körpers bewusst werden, können Sie in diese ‚hineinatmen', indem Sie das Einatmen behutsam dazu einsetzen, Ihre Aufmerksamkeit direkt auf diese Empfindungen zu lenken und ausatmend das Gefühl bekommen, sie zu lösen oder loszulassen.

Von Zeit zu Zeit werden Sie unweigerlich geistig von Ihrem Atem und Ihrem Körper abschweifen. Das ist vollkommen normal. Wenn Sie so etwas bemerken, lassen Sie es behutsam zu, beobachten Sie, wohin der Verstand abgewandert ist und lenken Sie Ihre Aufmerksamkeit dann wieder sanft zu dem Körperteil, auf welchen Sie diese richten wollten.

Nachdem Sie auf diese Art den ganzen Körper ‚abgetastet' haben, verbringen Sie ein paar Minuten damit, sich Ihres Körpergefühls als Ganzem bewusst zu werden. Der Atem fließt dabei frei durch den Körper, hinein und hinaus."

Achtsames Gehen

Die folgende Übung soll im Gehen durchgeführt werden und die Aufmerksamkeit auf das Gehen fokussiert werden.

„Suchen Sie sich einen Ort, an dem Sie auf- und abgehen können, ohne sich dabei Gedanken zu machen, ob andere Sie dabei beobachten könnten. Dieser Ort kann sich im Haus oder draußen befinden.

Stellen Sie sich an das eine Ende Ihres Weges und setzen Sie beide Füße im Abstand von 10 bis 15 cm parallel nebeneinander auf den Boden. Machen Sie dabei Ihre Knie nicht steif, so dass Sie diese locker beugen können. Erlauben Sie es Ihren Armen locker an der Seite herunterzuhängen oder halten Sie Ihre Hände locker zusammen vor Ihrem Körper. Lenken Sie Ihren Blick behutsam geradeaus nach vorne.

Bringen Sie den Fokus Ihres Bewusstseins zu Ihren Fußsohlen und entwickeln Sie ein direktes Gefühl für die körperlichen Empfindungen beim Kontakt der Füße mit dem Boden und dem Gewicht Ihres Körpers, das durch Ihre Beine und die Füße auf den Boden übertragen wird. Vielleicht finden Sie es auch hilfreich, Ihre Knie ein paar Mal ganz leicht zu beugen, um ein deutlicheres Gefühl für die Empfindungen in Ihren Füßen und Ihren Beinen zu bekommen.

Wenn Sie dazu bereit sind, verlagern Sie Ihr Körpergewicht auf Ihr rechtes Bein und beobachten Sie die sich verändernden Muster körperlicher Empfindungen in den Beinen und Füßen, während sich das linke Bein ‚leert' und das rechte die Unterstützung für den restlichen Körper übernimmt.

Achtsames Gehen und tägliche Achtsamkeit als Alltagsfertigkeiten

Wenn das rechte Bein ‚leer' ist, erlauben Sie es Ihrer linken Ferse, sich langsam vom Boden zu heben. Beobachten Sie die Empfindungen in den Wadenmuskeln während Sie dies tun und fahren Sie dann fort, indem Sie dem ganzen linken Fuß erlauben, sich behutsam vom Boden zu heben bis nur noch die Zehen Kontakt zum Boden haben. Während Sie sich der körperlichen Empfindungen in den Füßen und Beinen immer noch bewusst sind, heben Sie langsam den linken Fuß, bewegen ihn sorgfältig nach vorne, spüren den Fuß und das Bein, wie sie sich durch die Luft bewegen, und setzen dann die Ferse auf den Boden. Erlauben Sie dem Rest der linken Fußsohle, Kontakt zum Boden aufzunehmen, während Sie Ihr Körpergewicht auf das linke Bein und den linken Fuß verlagern, wobei Sie sich der zunehmenden körperlichen Empfindungen im linken Bein und Fuß bewusst sind, während sich das rechte Bein ‚leert' und die rechte Ferse den Fußboden verlässt.

Nachdem Sie das Gewicht vollkommen auf das linke Bein verlagert haben, erlauben Sie dem Rest des rechten Fußes sich zu heben und bewegen ihn langsam nach vorne, wobei Ihnen die sich verändernden Muster körperlicher Empfindungen in Ihrem Fuß und Ihrem Bein bewusst werden, während Sie dies tun. Richten Sie Ihre Aufmerksamkeit auf die rechte Ferse, während diese Kontakt zum Boden aufnimmt, verlagern Sie Ihr Körpergewicht auf den rechten Fuß, während dieser behutsam auf den Boden kommt. Machen Sie sich dabei die sich verändernden Muster der körperlichen Empfindungen in beiden Beinen und Füßen bewusst.

Bewegen Sie sich auf diese Weise langsam von einem Ende Ihres Weges zum anderen, wobei Sie sich besonders der Empfindungen in den Fußsohlen und Fersen bewusst sind, während diese Kontakt zum Boden aufnehmen, sowie der Empfindungen in den Beinmuskeln, während Sie sich vorwärtsbewegen.

Am Ende Ihres Weges drehen Sie sich langsam um, wobei Sie sich der komplexen Bewegungsmuster bewusst sind, die bei einem Richtungswechsel im Körper vorgehen, und Sie erkennen diese an. Gehen Sie weiter.

Gehen Sie auf diese Art auf und ab, wobei Sie sich der körperlichen Empfindungen in den Füßen und Beinen sowie des Kontakts der Fußsohlen mit dem Boden so gut Sie es vermögen bewusst sind. Blicken Sie weiterhin behutsam nach vorn.

Wenn Sie merken, dass der Verstand vom Bewusstsein der Empfindungen des Gehens abgeschweift ist, geleiten Sie den Fokus Ihrer Aufmerksamkeit behutsam wieder zu Ihren Empfindungen in den Füßen und Beinen zurück, indem Sie vor allem die Empfindungen während die Füße Kontakt zum Boden aufnehmen als „Anker" benutzen, um wieder eine Verbindung zum gegenwärtigen Augenblick herzustellen, so wie Sie es beim Atem in der Sitzmeditation getan haben.

Setzen Sie dieses Gehen 15 Minuten fort. Gehen Sie am Anfang in einem langsameren Tempo als normal, um sich selbst die Möglichkeit zu geben, sich der Empfindungen des Gehens vollkommen bewusst zu werden. Wenn Sie sich mit dem aufmerksamen Gehen wohlfühlen, können Sie auch damit experimentieren schneller zu gehen, bis hin zu Ihrem normalen Gehtempo und darüber hinaus. Wenn Sie sehr aufgeregt sind, dann kann es sinnvoll sein, mit schnellem bewussten Gehen zu beginnen, und dieses dann, während Sie sich beruhigen, auf natürliche Weise zu verlangsamen.

Bringen Sie dieselbe Aufmerksamkeit, die Sie bei der Gehmeditation kultiviert haben, so oft Sie können auch Ihren normalen, alltäglichen Erfahrungen des Gehens entgegen."

Tägliche Achtsamkeit

Die dritte Übung dient der Aufmerksamkeitsfokussierung auf alltägliche Aktivitäten.

„Wenn Sie morgens aufwachen, richten Sie als erstes Ihre Aufmerksamkeit auf den Atem, noch bevor Sie aus dem Bett steigen. Beobachten Sie diesen fünf achtsame Atemzüge lang.

Beachten Sie Veränderungen in Ihrer Haltung. Seien Sie sich bewusst, wie es sich körperlich und geistig anfühlt, wenn Sie sich vom Liegen zum Sitzen, zum Stehen, zum Gehen bewegen. Achten Sie jedes Mal auf den Übergang von einer Haltung zur anderen.

Sobald Sie hören, dass das Telefon klingelt, ein Vogel singt, ein Zug vorbeifährt, Gelächter erklingt, eine Autohupe ertönt, der Wind weht oder sich eine Tür schließt, setzen Sie dieses Geräusch als eine Glocke der Achtsamkeit ein. Hören Sie wirklich zu und seien Sie dabei gegenwärtig und wach.

Nehmen Sie sich den ganzen Tag immer wieder ein paar Augenblicke Zeit, in denen Sie die Aufmerksamkeit auf Ihren Atem richten. Beobachten Sie diesen fünf achtsame Atemzüge lang.

Sobald Sie etwas essen oder trinken, nehmen Sie sich eine Minute Zeit und atmen Sie. Sehen Sie sich Ihr Essen an und erkennen Sie, inwiefern das Essen mit etwas verbunden ist, das zu seinem Wachstum geführt hat. Können Sie in Ihrem Essen die Sonne, den Regen, die Erde, den Bauern, den Lastwagenfahrer erkennen? Seien Sie aufmerksam während Sie essen, und nehmen Sie dieses Essen im Bewusstsein Ihrer körperlichen Gesundheit zu sich. Richten Sie Ihre Aufmerksamkeit darauf, das Essen zu sehen, das Essen zu riechen, das Essen zu schmecken, das Essen zu kauen und das Essen zu schlucken.

Beachten Sie Ihren Körper während Sie gehen oder stehen. Nehmen Sie sich einen Augenblick Zeit und beobachten Sie Ihre Haltung. Achten Sie auf den Kontakt Ihrer Füße zum Boden. Spüren Sie während Sie gehen den Windzug auf Ihrem Gesicht, Ihren Armen und Ihren Beinen. Gehen Sie sehr schnell?

Richten Sie Ihre Aufmerksamkeit auf das Sprechen und Zuhören. Können Sie zuhören, ohne dem anderen zuzustimmen oder zu widersprechen, etwas zu mögen oder abzulehnen, oder zu planen, was Sie sagen möchten, wenn Sie an der Reihe sind? Wenn Sie sprechen, können Sie einfach sagen, was Sie benötigen, ohne es zu übertreiben oder zu wenig zu sagen? Können Sie beobachten, wie Sie sich dabei geistig und körperlich fühlen?

Sobald Sie irgendwo Schlange stehen müssen, nutzen Sie diese Zeit dazu zu beobachten, wie Sie stehen und atmen. Spüren Sie den Kontakt Ihrer Füße zum Boden und wie sich Ihr Körper anfühlt. Richten Sie Ihre Aufmerksamkeit auf das Ansteigen und Abfallen in Ihrer Bauchgegend. Werden Sie dabei ungeduldig?

Werden Sie sich während des Tages aller Punkte in Ihrem Körper bewusst, in denen Anspannung herrscht. Sehen Sie, ob Sie dort hineinatmen können, und während Sie ausatmen die überschüssige Spannung loslassen können. Staut sich diese Anspannung irgendwo in Ihrem Körper? Beispielsweise im Nacken, im Schulterbereich, im Magen, im Kiefer oder im unteren Rücken? Wenn möglich machen Sie einmal am Tag Dehnübungen oder Yoga.

Richten Sie Ihre Aufmerksamkeit auf alltägliche Aktivitäten wie Zähne putzen, abwaschen, Haare kämmen, Schuhe anziehen, arbeiten. Bringen Sie jeder Aktivität Achtsamkeit entgegen.

Bevor Sie sich abends schlafen legen, nehmen Sie sich ein paar Minuten Zeit und richten Sie die Aufmerksamkeit auf Ihren Atem. Beobachten Sie diesen fünf achtsame Atemzüge lang."

Diese Achtsamkeitsübungen erfordern tägliches Üben und eine wiederholte Anleitung in den Therapiesitzungen, bevor sie wirksam zur Stressreduktion und zur Abschwächung von rückfallbegünstigenden Denk- und Handlungsmustern eingesetzt werden können. Es gibt noch zahlreiche weitere Achtsamkeitsübungen, die erfolgreich bei der Rückfallprophylaxe unipolarer Depressionen Verwendung finden (Risch et al., 2011).

Soziale Beziehungen und interpersonelle Konflikte spielen im Rückfallgeschehen eine zentrale Rolle. Es geht in den meisten Fällen um *Kommunikationsprobleme*, die im Zusammenhang mit der Erkankung selbst stehen, um Vorwürfe, Kritik, Feindseligkeit, Überengagement und Abgrenzung. Für viele Patienten ist es ferner schwierig, mit anderen angemessen über die eigene Erkrankung zu sprechen.

Eine gute *Kommunikationfähigkeit* und angemessenes Miteinander-Sprechen sind von großer Bedeutung. Ein Angehöriger kann beispielsweise ein Problem damit haben, direkt auszusprechen, dass ihn etwas stört oder er sich Sorgen macht; er formuliert dann entsprechend vorwurfsvoll: „Du solltest endlich mal wieder zum Arzt gehen" anstelle zu sagen: „Ich mache mir um deinen aktuellen Zustand Sorgen und würde mir wünschen, dass du dir einen Termin beim Arzt holst".

Partner und Familie einbeziehen, Interaktions- und Kommunikationsfertigkeiten trainieren

Als grundlegende Kommunikationsregeln im Rahmen des in Abbildung 11 dargestellten Kommunikationsmodells gelten: sachlich bleiben; ruhig bleiben (nicht gefühlsgeladen); zuhören; konkret sein und bleiben; Gefühle in der Ich-Form ausdrücken; vermeide Wörter wie „immer, fast immer, nie, früher".

Zunächst werden problematische Situationen (reale oder antizipierte) identifiziert. Werden mehrere Situationen als problematisch genannt, dann geht es in der Therapie anfangs um solche mit mittlerem Schwierigkeitsgrad. Es gilt, die Situation genau hinsichtlich der beteiligten Personen, Ort, Zeit, Gesprächsverlauf und erforderlicher (alternativer) Verhaltensweisen zu analysieren. Um einer schwierigen Situation näherzukommen, kann es auch ratsam sein, eine Art Skript zu erstellen und die Situation so, wie sie sich typischerweise abspielt, in einem (diagnostischen) Rollenspiel nachzustellen.

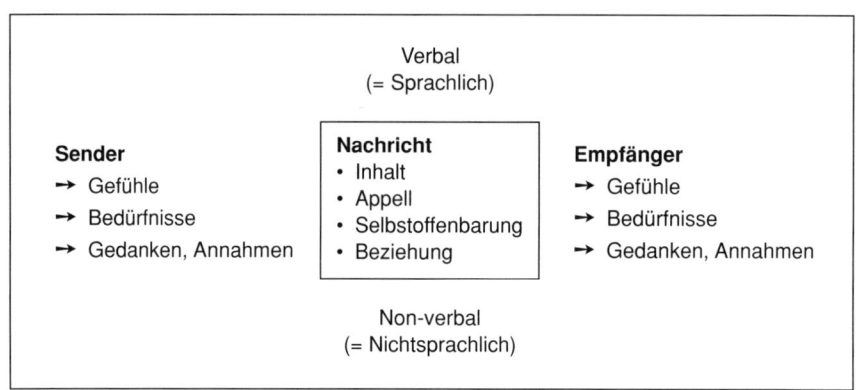

Abbildung 11: Kommunikationsmodell

Ein Thema, das bei fast allen Patienten immer wieder zu zwischenmenschlichen Problemen und Konflikten führt, bezieht sich auf erwünschte und unerwünschte Rückmeldungen hinsichtlich der Symptomatik (z. B. „Du ziehst dich schon wieder zurück; geht es wieder bergab?"; „Du reagierst wieder so gereizt"). Zur Überwindung dieser typischen Kommunikationsprobleme empfiehlt sich folgendes Vorgehen:

- Mit Bezug zum Kommunikationsmodell (vgl. Abb. 11) sollte überlegt werden, was der „Sender" (z. B. Partner/-in) mit solchen Kommentaren zum Ausdruck bringen will und was bei den Betroffenen ankommt.
- Der Empfänger (Patient) sollte sich fragen, was wünsche ich mir konkret? Wie sollten entsprechende Rückmeldungen aussehen, damit ich sie annehmen kann?
- Erarbeiten von Bedingungen, unter denen Rückmeldungen anderer als hilfreich erlebt wurden bzw. angenommen werden können.

Unabhängig davon, um welche konkrete Situation es sich handelt, sollte mit den Patienten gemeinsam das erwünschte Zielverhalten herausgearbeitet und anschließend in einer Übung (Rollenspiel) trainiert werden. Der Einsatz von Videoaufzeichnungen ist hierbei ideal, da das gezeigte Verhalten leichter, plastischer und wirkungsvoller zurückgemeldet werden kann. Patienten spielen dabei zunächst sich selbst, während Therapeuten die Rolle des jeweiligen Sozialpartners übernehmen. Im Anschluss an jedes Rollenspiel sollte eine ausführliche Nachbesprechung erfolgen.

4.5.5 Notfallplanung und Krisenmanagement

Die abschließenden Sitzungen dienen dazu, den aktuellen Zustand des Patienten zu bestimmen, festzustellen welche Ziele erreicht wurden, welche Therapieelemente besonders hilfreich waren, wo weiterer Bedarf für Psychotherapie besteht und mögliche Auffrischungs- bzw. Wiederholungssitzungen (etwa alle 3 bis 4 Monate) zu planen. Als unabdinglich, sofern dies nicht bereits in früheren Sitzungen erfolgte, geht es in dieser letzten Sitzung um das persönliche Krisenmanagement und die Notfallplanung.

Vorbereitung auf Krisen, Notfälle und beginnende Episoden ist Teil der Therapie

Bipolare affektive Störungen sind eine chronische, zu Rezidiven neigende Erkrankung, die jedoch durch Änderungen des Verhaltens und Denkens sowie durch die Einnahme der stimmungsstabilisierenden Medikamente gut kontrolliert werden kann. Dennoch sind Krisen und Rückschläge wahrscheinlich. Die Bewältigung einer Krise setzt einen zuvor festgelegten Notfallplan voraus. Sich erst in einer Krise mit den möglichen Schritten zur Krisenbewältigung zu beschäftigen, ist ungeschickt und meist wenig wirksam.

Ausgangspunkt für die Notfallplanung ist die konkrete Lebenswelt, die soziale und berufliche Situation eines Patienten. Daraus, doch auch aufgrund der Erfahrungen aus früheren Krisen, Rückschlägen, Episoden und der Fülle an Informationen aus den zurückliegenden Therapiesitzungen lassen sich die persönlich kritischen Faktoren, Schwachstellen und Problembereiche herausarbeiten. Auslöser für Krisen können soziale Belastungen, Erfolge, Misserfolge, Urlaube, Zeitumstellungen usw. sein. Die Notfallplanung soll auch festlegen, wann eine Anpassung der Medikation oder ein stationärer Aufenthalt notwendig wird. Ein solcher individueller Notfallplan besteht in der Regel aus mehreren Maßnahmen und sollte schriftlich abgefasst werden (vgl. Abb. 12).

Mein persönlicher Notfallplan
Was tue ich, wenn es kritisch wird?
1. _____
2. _____
3. _____
4. _____
5. _____
6. _____
7. Arzt, die Klinik bzw. den Psychotherapeuten aufsuchen
Name: _____
Telefonnummer: _____

Abbildung 12: Notfallplanung

Notfallplan mit festgelegten Schritten erarbeiten

Beim Erstellen eines Notfallplans ist Folgendes zu beachten:
- Zunächst sind 7 Schritte bei der Notfallplanung vorgesehen, die aber erweitert werden können.
- Die vorgesehen 7 Schritte charakterisieren einen zunehmenden Grad an Interventionsbedarf.
- Das Vorgehen bei der Erstellung des Notfallplans ist auf den jeweiligen Patienten abzustimmen. Für manche Patienten ist es einfacher, mit dem schlimmsten Fall, also Schritt 7 anzufangen (z. B. Anruf beim Psychotherapeuten oder Fahrt zur Notaufnahme der Klinik), während es für andere leichter ist, mit dem ersten Schritt zu beginnen (z. B. Einsatz der im Rahmen der Therapie erarbeiteten Materialien zur selbstständigen Überprüfung des eigenen Zustands; Feedback von Angehörigen einholen usw.).
- Dem Einfallsreichtum für die Notfallplanung sind keine Grenzen gesetzt (z. B. Arztbesuch, Ruhephasen, Spaziergänge, alle 2 Tage die Symptomlisten durchgehen; Telefonseelsorge, Anruf bei einem Freund, Einnahme von Bedarfsmedikation, Rezept für Bedarfsmedikation besorgen usw.).
- Wichtig ist, darauf zu achten, dass eine sinnvolle Reihenfolge der Maßnahmen entsteht. Die Krisenbewältigungsschritte folgen dem Prinzip: „Je ausgeprägter die Symptomatik, desto drastischer die Maßnahmen". Aber umgekehrt gilt auch: „Je schwächer die Symptome und je früher erkannt, desto größer ist der eigene Handlungsspielraum und desto höher ist die Chance, durch den Einsatz der im Rahmen der Psychotherapie erlernten Strategien die Selbstkontrolle wieder zu erlangen."

Der Notfallplan sollte so konkret wie möglich abgefasst sein, d. h. auch die Namen, Adressen und Telefonnummern von Freunden, Ärzten, von der Telefonseelsorge, vom Notarzt und von der Klinik enthalten. Auch die Rolle des Partners und der Familie ist zu spezifizieren.

Ferner ist festzulegen, wo der Notfallplan aufbewahrt wird und bei einer Krise zu finden ist. Es bedarf außerdem der Bestimmung, wann und wie der Notfallplan zu aktivieren ist, z. B. gereizte oder resignative Stimmung über 2 Tage bedeutet den ersten Schritt im Notfallplan zu starten, also beispielsweise über eine Woche wieder das STB führen. Es besteht die Gefahr, dass die Kriterien für die Aktivierung des Notfallplans vage und unklar gehalten werden, dann jedoch ihren Zweck verfehlen. Konkrete Kriterien machen sich beispielsweise an der Rückmeldung von Angehörigen, an der Dauer (z. B. 3 Tage) einer Befindens- oder Verhaltensveränderung oder an der Intensität von Auffälligkeiten (z. B. schon nach 4 Stunden Schlaf hellwach und überaktiv) fest.

5 Psychotherapieforschung bei bipolar affektiven Störungen

Inzwischen sind eine Reihe von Übersichtsarbeiten zugänglich, in denen die Studien zur Überprüfung der Wirksamkeit unterschiedlichster psychosozialer und psychotherapeutischer Maßnahmen dargestellt werden (Hautzinger & Meyer, 2007; Scott et al., 2007).

Van Gent et al. (1988) gehörten mit zu den ersten, die positive Ergebnisse für ein psychotherapeutisches Gruppenprogramm mit bipolaren Patienten berichteten. Die Studie von Colom et al. (2003) konnte die Wirksamkeit psychoedukativer Maßnahmen bezüglich eines verlängerten Zeitraums bis zum Rückfall als auch für eine verringerte Anzahl an Kliniktagen nachweisen. Perry und Kollegen (1999) befassten sich vor allem mit der Identifikation von Prodromalsymptomen und fanden vor allem einen Effekt im Hinblick auf die Prävention manischer Episoden. Während in der Kontrollgruppe 25 % bereits nach 17 Wochen einen Rückfall hatten, war dieselbe Rückfallrate mit Psychoedukation erst nach 65 Wochen erreicht. Deutliche Verbesserungen zeigten sich auch hinsichtlich der sozialen Integration und Arbeitsfähigkeit.

Die Wirksamkeit der Familien Fokussierten-Verhaltenstherapie (FFT) wurde mehrfach untersucht (Miklowitz et al., 2003). Bei den Rückfallraten für den einjährigen Untersuchungszeitraum zeigt sich, dass Patienten, die mit ihren Angehörigen zusammen FFT erhalten hatten, seltener erneut depressive Episoden erlebten als Patienten in der Kontrollbedingung (Medikation plus 2 Sitzungen Psychoedukation). Auch im Hinblick auf den Verlauf der Symptomatik während der Studie bestätigte sich, dass durch FFT im Vergleich zur Kontrollbedingung über die Zeit eine bessere Kontrolle depressiver, aber nicht manischer Symptome erreicht wurde. In einer weiteren Studie konnte Rea et al. (2003) im Vergleich eines einzel- versus familientherapeutischen Settings zeigen, dass Patienten, die mit FFT behandelt wurden, weniger Rückfälle in einem zweijährigen Zeitraum aufweisen als die einzeltherapeutisch behandelten Patienten. Die Ergebnisse der Studie von Miklowitz et al. (2003) und Rea et al. (2003) sind sehr vielversprechend, doch stößt die FFT mit ihren Interventionen in der familiären Umwelt an die Grenzen der Praktikabilität im ambulanten wie im stationären Rahmen.

Das Design zur Bestimmung der Wirksamkeit der IPSRT von Frank und Mitarbeitern (2005) weicht von klassischen Psychotherapiestudien ab, da sie gleichzeitig auch untersuchten, inwieweit sich ein Wechsel der Therapiebedingung nach einiger Zeit destabilisierend auswirkt. Die Kontrollbedingung bestand aus einer Mischung von unterstützenden Gesprächen und Psychoedukation, deren primäres Ziel eine Erhöhung der Compliance

Inzwischen liegen mehrere große Studien, sogar Metaanalysen zur Wirksamkeit der Psychotherapie zur Rückfallprophylaxe bei bipolaren Störungen vor

war. Es fanden sich keine Hinweise auf eine Überlegenheit der IPSRT im Hinblick auf die Akutsymptomatik, aber Patienten, die zuerst IPSRT erhalten hatten, blieben über einen längeren Zeitraum stabil. Eine deutliche Synchronisierung und Verbesserung des sozialen Rhythmus fand sich nur bei den mit IPSRT behandelten Patienten.

Die meisten Studien liegen zur Wirksamkeit der KVT bei bipolar affektiven Störungen vor (Meyer & Hautzinger, 2006). Die Studie von Cochran (1984) stellte eine Pionierarbeit dar. Die Autoren versuchten innerhalb von sechs Sitzungen die Compliance gegenüber der Medikation zu erhöhen. Um dies zu erreichen, wurden die mit der medikamentösen Behandlung interferierenden Kognitionen und Verhaltensweisen besprochen. Insbesondere im längerfristigen Verlauf zeigten sich die positiven Effekte dieser Kurzintervention. Die kognitiv-verhaltenstherapeutisch behandelten Patienten mussten seltener erneut stationär aufgenommen werden und hatten weniger Rezidive als die Kontrollgruppe (kurze unregelmäßige Arztkontakte).

Scott und Mitarbeiter (2001) untersuchten die Wirksamkeit einer kognitiv-verhaltenstherapeutisch orientierten Einzeltherapie im Vergleich zu einer Wartebedingung. Die Ergebnisse zeigen, dass die Patienten, die KVT erhalten hatten, im Vergleich zu Patienten der Warteliste am Ende der Behandlung ein signifikant höheres allgemeines Funktionsniveau hatten. Auch im Hinblick auf depressive Symptome ergab sich ein deutlicher Unterschied zugunsten der KVT. Lam und Mitarbeiter (2000, 2003) wiesen nach, dass im Verlauf kognitiv-verhaltenstherapeutisch behandelte bipolare Patienten seltener und kürzere Rezidive hatten, seltener stationär behandelt werden mussten und weniger Stimmungsschwankungen aufwiesen. Im Verlauf von 2 Jahren schwächten sich die Effekte zugunsten der KVT wieder ab (Lam et al., 2005).

Außerdem zeigte sich in der bislang größten, multizentrisch angelegten Studie (Scott et al., 2006), dass KVT vor allem bei den Patienten rezidivprophylaktische Effekte aufwies, deren bisheriger Krankheitsverlauf weniger schwer und nicht durch unzählige Episoden (> 12) gekennzeichnet war.

Es gibt ferner erste Hinweise darauf, dass die erwähnten Psychotherapien nicht nur rezidivprophylaktische Effekte aufweisen, sondern durchaus effektiv in der Behandlung akuter Depressionen im Rahmen einer bipolar affektiven Störung sind (Miklowitz et al., 2007).

Die vorliegenden Metaanalysen zu den kontrollierten Therapiestudien (Hautzinger & Meyer, 2007; Scott et al., 2007) machen deutlich, dass eine die Psychopharmakotherapie (Phasenprophylaxe) ergänzende Psychotherapie zu einem deutlichen Vorteil für die Patienten führt. Anhand von umfangreichen und gut kontrollierten Psychotherapiestudien errechnen Scott et al. (2007) eine um 40 % niedrigere Rückfallrate im Vergleich mit der psychiatrisch-pharmakologischen Standardbehandlung. Anhand dieser Studien unter Einbezug von 830 bipolaren Patienten errechnet sich ein Odds Ratios von .54 (.37 bis .73) bezüglich des Hinausschiebens einer erneuten affektiven Episode zugunsten der Psychotherapie. Es lässt sich schlussfolgern, dass Psychotherapie im Vergleich zur psychiatrisch-pharmakologischen Standardtherapie, die (weitgehend) symptomfreie Zeit zwischen zwei Krankheitsepisoden nahezu verdoppelt.

Colom et al. (2009) konnten 5 Jahre nach Beendigung einer verhaltenstherapeutisch orientierten, psychoedukativen Gruppentherapie (PET) die langfristig günstigen Effekte auf den Rückfall (vgl. Abb. 13) belegen. Die Patienten nach PET waren weniger Zeit mit depressiver, manischer, hypomanischer bzw. gemischter Symptomatik belastet. Die Effektstärken (Vergleich PET zu Kontrollgruppe über 5 Jahre) lagen bei d = .80 und .87, was einen beachtlich großen Effekt zugunsten der Psychotherapie bedeutet.

Effekte zeigen sich vor allem in der Reduktion depressiver Symptomatik und selteneren Klinikaufenthalten bzw. längeren symptomfreien Phasen (Hinausschieben neuer Episoden)

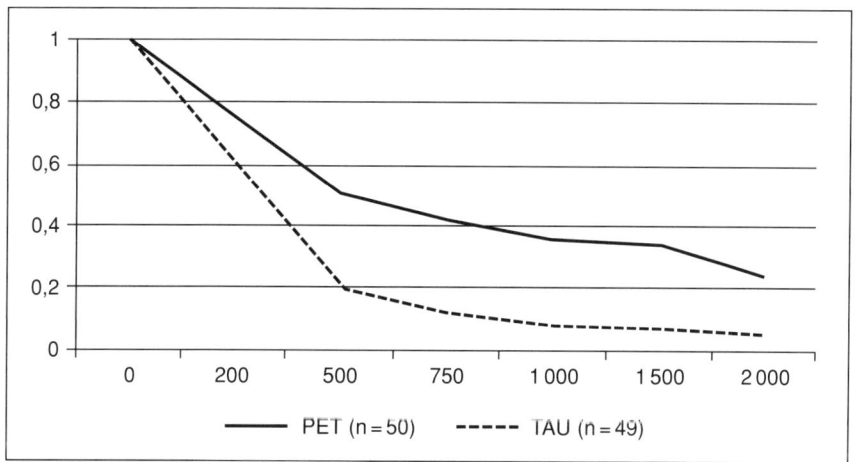

Abbildung 13: Verlauf (geglättete Überlebenskurven) einer Psychotherapiegruppe (PET plus Medikation) und einer Kontrollgruppe (TAU, Medikation plus übliche psychiatrische Behandlung) über 5 Jahre (Colom et al., 2009)

Durch Psychotherapie kann keine Heilung der bipolar affektiven Störungen erreicht werden. Dennoch stellt eine die Pharmakotherapie ergänzende Psychotherapie eine deutliche Verbesserung dar. Dies zeigt sich vor allem in dem verbesserten Umgang mit Krisen und depressiven Phasen, in einem verbesserten sozialen Funktionsniveau und der Reduktion von Klinikzeiten und Krankheitsepisoden. Psychotherapie erlaubt bipolaren Patienten, ein „normaleres" Leben verbunden mit längeren gesunden Zeiträumen in der Familie, in der Ausbildung, im Beruf und in der Gesellschaft zu führen. In diesem Sinn sollte Psychotherapie ein integraler Bestandteil eines Behandlungsplans für Patienten mit bipolar affektiven Störungen sein.

6 Weiterführende Literatur

Goodwin, F. K. & Jamison, K. R. (2007). *Manic-depressive illness. Bipolar disorders and recurrent depression* (2nd ed.). New York: Oxford University Press.

Hautzinger, M. (2010) *Akute Depression.* Göttingen: Hogrefe

Hautzinger, M. & Meyer, T. D. (2002). *Diagnostik Affektiver Störungen.* Göttingen: Hogrefe.

Meyer, T. D. & Hautzinger, M. (2004). *Manisch-depressive Störungen. Kognitive Verhaltenstherapie zur Rückfallprophylaxe bipolar affektiver Störungen.* Weinheim: Beltz/PVU.

Scott, J., Colom, F. & Vieta, E. (2007). A meta-analysis of relapse rates with adjunctive psychological therapy compared to usual psychiatric treatment for bipolar disorders. *International Journal of Neuropsychopharmacology, 20,* 123–129.

7 Literatur

Alloy, L. B., Abramson, L. Y., Walshaw, P. D., Cogswell, A., Grandin, L. D., Hughes, M. E., Iacoviello, B. M., Whitehouse, S., Urosevic, S., Nusslock, R. & Hogan, M. E. (2008). Behavioral approach system and Behavioral Inhibiiton System sensitivities and bipolar spectrum disorders: prospective prediction of bipolar mood disorders. *Bipolar Disorders, 10,* 310–322.

Angst, J. (2007). The bipolar spectrum. *British Journal of Psychiatry, 190,* 189–191.

Angst, J., Adolfsson, R., Benazzi, F., Gamma, A., Hantouche, E., Meyer, T. D., Skeppar, P., Vieta, E. & Scott, J. (2005). The HCL-32: Towards a self-assessment tool for hypomanic symptoms in outpatients. *Journal of Affective Disorders, 84,* 217–233.

Basco, M. R. & Rush, A. J. (1996). *Cognitive-Behavioral Therapy for Bipolar Disorder.* New York: Guilford Press.

Bauer, M. S., Altshuler, L. L., Evans, D. R., Beresford, T., Williford, W. O. & Hnager, R. (2005). Prevalence and distinct correlates of anxiety, substance, and combined comorbidity in a multi-site public sector sample of bipolar patients. *Journal of Affective Disorders, 85,* 301–315.

Bech, P. (2002). The Bech-Rafaelsen Mania Scale in clinical trials of therapies for bipolar disorder. A 20-year review of its use as outcome measure. *CNS drugs, 16,* 47–63.

Bech, P. & Rafaelsen, O. J. (1986). The melancholia scale. Development, consistency, validity and utility. In N. Sartorius & T. A. Ban (Eds.), *Assessment of depression.* Berlin, Heidelberg: Springer.

Bech, P., Rafaelsen, O. J., Kramp, P. & Bolwig, T. G. (1978). The mania rating scale: Scale construction and inter-observer agreement. *Neuropharmacology, 17,* 430–431.

Beck, A. T. (1976) *Cognition and the Emotional Disorders.* New York: International University Press.

Benkert, O., Hautzinger, M. & Graf-Morgenstern, M. (2008). *Psychopharmakologischer Leitfaden für Psychologen und Psychotherapeuten.* Heidelberg: Springer.

Bräunig, P., Shugar, G. & Krüger, S. (1996). An investigation of the self-report manic inventory as a diagnostic and severity scale for mania. *Comprehensive Psychiatry, 37,* 52–55.

Brown, E. S., Suppes, T., Khan, D. A. & Carmody, T. J. (2002). Mood changes during prednisone bursts in outpatients with asthma. *Journal of Clinical Psychopharmacology, 22,* 55–61.

Cichon, S. & Rietschel, M. (2007). Die Genetik der bipolaren Störung. *Medizinische Genetik, 19,* 335–341.

Colom, F., Vieta, E., Martinez-Aran, A., Reinares, M., Goikolea, J. M., Benabarre, A. Torrent, C., Comes, M., Corbella, B., Parramon, G. & Corominas, J. (2003). A randomized trial on the efficacy of group psycho-education in the prophylaxis of recurrences in bipolar patients whose disease is in remission. *Archives of General Psychiatry, 60,* 402–407.

Colom, F., Vieta, E., Sanchez-Moreno, J., Palomino-Otiniano, R., Reinares, M., Goikolea, J. M., Benabarre, A., Marinez-Aran, A. (2009). Group psychoeducation for stabilised bipolar disorders: 5 year outcome of a randomised clinical trial. *British Journal of Psychiatry, 194,* 260–265.

Depue, R. A. & Monroe, S. M. (1978). The unipolar-bipolar distinction in the depressive disorders. *Psychological Bulletin, 85,* 1001–1029.

Ehlers, C. L., Frank, E. & Kupfer, D. J. (1988). Social Zeitgebers and biological rhythms. *Archives of General Psychiatry, 45,* 948–952.

Frank, E., Kupfer, D. J., Thase, M. E., Mallinger, A. G., Swart, H. A., Fagiolini, A. M., Grochocinski, V., Houck, P., Scott, J., Thompson, W. & Monk, T. (2005). Two-year outcomes for Interpersonal and Social Rhythm Therapy in individuals with bipolar I disorder. *Archives of General Psychiatry, 62,* 996–1004.

Goldstein, M. J. & Miklowitz, D. J. (1997) *Bipolar disorder: A family focussed treatment approach.* New York: Guilford Press.

Goodwin, F. K. & Marneros, A. (2005). *Bipolar disorders: mixed states, rapid cycling, and atypical forms.* Cambridge: University Press.

Hammen, C., Gitlin, M. & Altshuler, L. (2000). Predictors of work adjustment in bipolar-I-patients. A naturalistic longitudinal follow-up. *Journal of Consulting and Clinical Psychology, 68,* 220–225.

Hasler, G., Drevets, W. C., Gould, T. D., Gottesman, I. I. & Manji, H. K. (2006). Toward constructing an endophenotype strategy for bipolar disorders. *Biological Psychiatry, 60,* 93–105.

Hautzinger, M. (2003). *Kognitive Verhaltenstherapie bei Depression* (6. Aufl.). Weinheim: Beltz/PVU.

Hautzinger, M. (2008a). Tages- und Wochenprotokolle. In M. Linden & M. Hautzinger (Hrsg.), *Verhaltenstherapie Manual* (6. Aufl., S. 304–307). Heidelberg: Springer.

Hautzinger, M. (2008b). Tagesprotokoll negativer Gedanken. In M. Linden & M. Hautzinger (Hrsg.), *Verhaltenstherapie Manual* (6. Aufl., S. 300–303). Heidelberg: Springer.

Hautzinger, M. (2010) *Akute Depression.* Göttingen: Hogrefe

Hautzinger, M., Keller, F. & Kühner, C. (2006). *Beck Depressions-Inventar* (2. Aufl.). Frankfurt: Harcourt Test Services.

Hautzinger, M. & Meyer, T. D. (2002). *Diagnostik Affektiver Störungen.* Göttingen: Hogrefe.

Hautzinger, M. & Meyer, T. D. (2007). Psychotherapie bei bipolaren Störungen. *Nervenarzt, 78,* 1268–1280.

Heidenreich, T. & Michalak, J. (2009). *Achtsamkeit und Akzeptanz in der Psychotherapie.* Tübingen: dgvt.

Hirschfeld, R. M. A., Williams, J. B., Spitzer, R. L. Calabrese J. R. et al. (2000). Development and validation of a screening instrument for bipolar spectrum disorder. The mood disorder questionnaire. *American Journal of Psychiatry, 157,* 1873–1875.

Judd, L. L., Akiskal, H. S., Schettler, P. J., Endicott, J., Maser, J. D., Solomon, D. A., Leon, A. C., Rice, J. A. & Keller, M. B. (2002). The long-term natural history of the weekly symptomatic status of bipolar I disorder. *Archives of General Psychiatry, 59,* 530–537.

Judd, L. L., Akiskal, H. S., Schettler, P. J., Coryell, W., Maser, J. D., Rice, J. A, Solomon, D. A. & Keller, M. B. (2003). The comparative clinical phenotype and long term longitudinal episode course of bipolar I and II: a clinical spectrum or distinct disorders? *Journal of Affective Disorders, 73,* 19–32.

Kempton, M. J., Geddes, J. R., Ettinger, U., Williams, S. C. R. & Grasby, P. M. (2008). Metaanalysis, database, and meta-regression of 98 structural imaging studies in bipolar disorder. *Archives of General Psychiatry, 65,* 1017–1032.

Krüger, S., Bräunig, P. & Shugar, G. (1997). *Manie-Selbstbeurteilungsskala (MSS). Deutsche Bearbeitung des Self-Report Manic Inventory.* Göttingen: Beltz Test GmbH.

Lam, D. H., Hayward, P., Watkins, E. R., Wright, K. & Sham, P. (2005) Relapse prevention in patients with bipolar disorder. Cognitive therapy outcome after 2 years. *American Journal of Psychiatry, 162,* 324–329.

Lam, D. H., Watkins, E. R., Hayward, P., Bright, J., Wright, K., Kerr, N., Parr-Davis, G. & Sham, P. (2003). A ranomized controlled study of cognitive therapy for relapse prevention for bipolar affective disorder. *Archives of General Psychiatry, 60,* 145–152.

Manji, H. K., Gottesman, I. I. & Gould, T. D. (2003). Signal transduction and genes-to-behaviors pathways in psychiatric diseases. *Science, 207,* 49.

Meyer, T. D. (2005). *Manisch-Depressiv. Was Betroffene und Angehörige wissen sollten.* Weinheim: Beltz/PVU.

Meyer, T. D. & Hautzinger, M. (1999). *Deutsche Version des Strukturierten Interviews für die Young Mania Rating Scale.* Unveröffentlichtes Manuskript, Universität Tübingen.

Meyer, T. D. & Hautzinger, M. (2001). Allgemeine Depressions-Skala (ADS) – Normierung an Minderjährigen und Erweiterung zur Erfassung manischer Symptome (ADMS). *Diagnostica, 47,* 208–215.

Miklowitz, D. J., George, E. L., Richards, J. A., Simoneau, T. L. & Suddath, R. L. (2003). A randomized study of family-focused psychoeducation and pharamacotherapy in outpatient management of bipolar disorder. *Archives of General Psychiatry, 60,* 904–912.

Miklowitz, D. J., Otto, M. W., Frank, E., Reilly-Harrington, N. A., Wisnieski, S. R., Kogan, J. N., Nierenberg, A. A., Calabrese, J. R., Marangell, L. B., Laszlo, G., Araga, M., Ganzalez, J. M., Shirley, E. R., Thase, M. E. & Sachs, G. S. (2007). Psychosocial treatments for bipolar depression. A one-year randomized trial from the systematic treatment enhancement program. *Archives of General Psychiatry, 64,* 419–427.

Miklowitz, D. J., Simponeau, T. L., George, E. L., Richards, J. A., Kalbag, A., Scachs-Ericsson, N. & Suddath, R. (2000). Familiy-focussed treatment of bipolar disorder. One year effects of a psychoeducational program in conjunction with pharmacotherapy. *Biological Psychiatry, 48,* 582–592.

Rea, M., Tompson, M., Miklowitz, D., Goldstein, M. J., Hwang, S. & Mintz, J. (2003). Familiy-focussed treatment versus individual treatment for bipolar disorders. Results of a randomized clinical trial. *Journal of Consulting and Clinical Psychology, 71,* 482–492.

Risch, A. K., Stangier, U., Heidenreich, T. & Hautzinger, M. (2011). *Kognitive Verhaltenstherapie bei rezidivierender Depression. Rückfälle verhindern, psychische Gesundheit erhalten.* Heidelberg: Springer.

Schaub, A., Bernhard, B. & Gauck, L. (2004). *Kognitiv-psychoedukative Therapie bei bipolaren Erkrankungen.* Göttingen: Hogrefe

Scott, J., Paykel, E. S., Morriss, R., Bentall, R., Kinderman, P., Johnson T., Abbot, R. & Hayhurst, H. (2006). Cognitive-behavioural therapy for severe and recurrent bipolar disorders. A randomized control trial. *British Journal of Psychiatry, 188,* 313–320.

Shugar, G., Scherzer, S., Toner, B. & Di Gasbarro, I. (1992). Development, use, and factor analysis of a self-report inventory for mania. *Comprehensive Psychiatry, 33,* 325–331.

Stieglitz, R. D., Smolka, M., Bech, P. & Helmchen, H. (1998). *Bech-Rafaeson Melancholie Skala.* Göttingen: Hogrefe

Van Gent, E. M., Vida, S. L. & Zwart, F. M. (1988). Group treatment in addition to lithium therapy in patients with bipolar disorders. *Acta Psychiatrica Belgium, 88,* 405–418.

Wessa, M., Houenou, J., Paillère-Martinot, M. L., Berthoz, S., Artiges, E., Leboyer, M. & Martinot, J. C. (2007). Fronto-striatal overactivation in ethymic bipolar patients during an emotional go/o-go task. *American Journal of Psychiatry, 164,* 638–646.

Williams, M., Teasdale, J., Segal, Z. & Kabat-Zin, J. (2007). *The mindful way through depression.* New York: Guilford.

Young, R. C., Biggs, J. T., Ziegler, V. E. & Meyer, D. A. (1978). A rating scale for mania: Reliability, validity and sensitivity. *British Journal of Psychiatry, 133,* 429–435.

8 Anhang

Young Mania Rating Scale (YMRS)[1]
Datum: _____ Patientenchiffre: _____   Interviewer: _____
Bitte jeweils nur die zutreffende Ziffer in die Kästchen eintragen!   **Bitte alle Feststellungen beantworten! Beurteilung für die letzte Woche!**   **Richtlinien zur Verwendung der Skala:** Der Zweck jedes Items ist es, den Schweregrad der Symptomatik des Patienten einzuschätzen. Wenn mehrere Kennzeichen für eine bestimmte Schwereabstufung vorhanden sind, muss nur ein einziger vorhanden sein, damit diese Kodierung genommen wird! Die zur Verfügung stehenden Kennzeichen sind Richtlinien. Man kann diese ausnahmsweise ignorieren, falls dies notwendig sein sollte, um den Schweregrad einzuschätzen. Es ist auch möglich zwischen den vorgegebenen Ankerpunkten zu kodieren, d. h. halbe Punkte zu vergeben. Dies ist besonders nützlich, wenn bei einer Schweregradbeurteilung eines Merkmals (Item) die vorgegebene Staffelung nicht zutrifft oder verfeinert werden muss.

1. Gehobene Stimmung 0 = Keine 1 = Leicht oder möglicherweise erhöht, wenn nachgefragt 2 = Definitiv subjektiv gehoben; optimistisch, selbstbewusst; fröhlich; dem Zusammenhang angemessen 3 = Gehoben, dem Zusammenhang unangemessen; humorvoll 4 = Euphorisch; unangebrachtes Lachen; Singen ☐	**2. Erhöhte motorische Aktivität (Energie)** 0 = Keine 1 = Subjektiv erhöht 2 = Angeregt; vermehrte Gestik 3 = Übermäßige Energie; zeitweise hyperaktiv; unruhig (kann beruhigt werden) 4 = Motorische Erregung; andauernde Hyperaktivität (kann nicht beruhigt werden) ☐
3. Sexuelles Interesse 0 = Normal; nicht erhöht 1 = Leicht oder möglicherweise erhöht 2 = Definitive subjektive Zunahme auf Nachfrage 3 = Spontan sexuell Themen ansprechend; führt sexuelle Themen aus; nach Selbstaussage hypersexuell 4 = Offene sexuelle Handlungen (gegenüber Patienten, Personal oder Interviewer) ☐	**4. Schlaf** 0 = Berichtet keinen Rückgang der Schlafdauer 1 = Schläft bis zu einer Stunde weniger als normal 2 = Schläft mehr als eine Stunde weniger als normal 3 = Berichtet geringeres Schlafbedürfnis 4 = Bestreitet Schlafbedürfnis ☐

---

[1] Young et al. (1978), dt. Version: Meyer & Hautzinger (1999)

5. Reizbarkeit

0 = Keine

2 = Subjektiv erhöht

4 = Zeitweise reizbar während des Interviews; kürzlich Episoden von Ärger und Verdruss auf der Station

6 = Häufig reizbar während des Interviews; durchgehend kurz und knapp

8 = Feindselig, unkooperativ; Interview unmöglich

6. Sprache (Tempo und Quantität)

0 = Keine Zunahme

2 = Fühlt sich gesprächig

4 = Zeitweise erhöhtes Tempo und Quantität, zeitweise weitschweifig

6 = Getrieben; ständig erhöhtes Tempo und Quantität; schwer zu unterbrechen

8 = Rededrang; nicht zu unterbrechen; ständiges Reden

7. Denkstörungen

0 = Keine

1 = Umständlich; leichte Ablenkbarkeit; schnelle Gedanken

2 = Ablenkbar; verliert das Ziel aus den Augen; wechselt oft die Themen; Gedankenrasen

3 = Ideenflucht; tangentiell; schwer zu folgen; Reimen, Echolalie

4 = Unzusammenhängend; Kommunikation unmöglich

8. Inhalt

0 = Normal

2 = fragwürdige Pläne, verfolgt mehrere Dinge

4 = besondere Projekte, hyper-religiös

6 = Grandiose und paranoide Ideen, Beziehungsideen

8 = Wahnvorstellungen; Halluzinationen

9. Zerstörerisch-aggressives Verhalten

0 = Keines, kooperativ

2 = Sarkastisch, zeitweise laut

4 = Anspruchsvoll; Bedrohung auf der Station

6 = Bedroht den Interviewer; Schreien; Interview ist schwierig

8 = Greift tätlich an; zerstörerisch; Interview unmöglich

10. Äußere Erscheinung

0 = Angemessene Kleidung und gepflegtes Äußeres

1 = Minimal ungepflegt

2 = Ungepflegtes Äußeres; etwas unordentlich, overdressed

3 = Unordentlich; teilweise bekleidet; grelles Make-up

4 = Völlig ungepflegt; dekoriert; bizarre Kluft

11. Einsicht

0 = Vorhanden; gibt die Krankheit zu; stimmt der Notwendigkeit zur Behandlung zu

1 = Möglicherweise krank

2 = Gibt Verhaltensänderung zu, aber streitet die Krankheit ab

3 = Gibt mögliche Verhaltensänderung zu, aber streitet die Krankheit ab

4 = Streitet jegliche Verhaltensänderung ab

Arbeitsblatt „Was ist, wenn ..."		
... ich **gesund** bin und keine Symptome habe?	... ich **depressiv** bin?	... ich (hypo-)**manisch** werde/bin?
Verhalten	**Verhalten**	**Verhalten**
Denken	**Denken**	**Denken**
Gefühle	**Gefühle**	**Gefühle**
Andere	**Andere**	**Andere**

Arbeitsblatt: Wochenplan zur Alltagsgestaltung und zum Aufbau angenehmer Tätigkeiten							
Uhrzeit	Montag	Dienstag	Mittwoch	Donnerstag	Freitag	Samstag	Sonntag
7–8							
8–9							
9–10							
10–11							
11–12							
12–13							
13–14							
14–15							
15–16							
16–17							
17–18							
18–19							
19–20							
20–21							
21–22							
> 22							

Arbeitsblatt: Besser planen							
Ideen, Pläne, tägliche Verpflichtungen, regelmäßige Tätigkeiten?	Regelmäßig? [Bitte ankreuzen, falls „Ja"]	Gibt es eine Frist? [Datum?]	Wichtigkeit/ Dringlichkeit?			Persönliche Bedeutung? ++ = sehr wichtig + = wichtig 0 = egal − = unwichtig	Was will ich im Lauf der nächsten Woche erledigen? [Ankreuzen]
			hoch	mittel	niedrig		

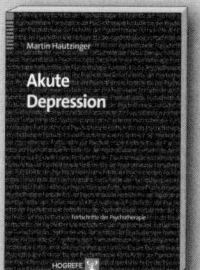

Martin Hautzinger

Akute Depression

(Reihe: »Fortschritte der Psychotherapie«, Band 40)
2010, VI/94 Seiten,
€ 19,95 / sFr. 33,90
(Im Reihenabonnement
€ 15,95 / sFr. 26,80)
ISBN 978-3-8017-2144-2

Der Band stellt ausführlich die Behandlung akuter depressiver Episoden und dysphorischer Zustände in Abgrenzung zur Therapie chronischer Depressionen und rezidivierender Depressionen vor. Dazu werden konkrete Anleitungen und evidenzbasierte Therapieprogramme für verschiedene Alters- und Zielgruppen aufgezeigt. Informiert wird u.a. über die Strukturierung von Therapiesitzungen, den Umgang mit Krisen und Suizidalität, die pharmakologische Behandlung sowie die Prävention depressiver Entwicklungen.

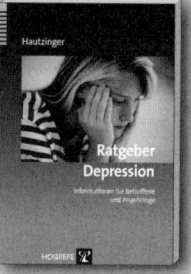

Martin Hautzinger

Ratgeber Depression

Informationen für Betroffene und Angehörige

(Ratgeber zur Reihe »Fortschritte der Psychotherapie«, Band 13)
2006, 75 Seiten, Kleinformat,
€ 8,95 / sFr. 14,60
ISBN 978-3-8017-1879-4

Der Ratgeber klärt Betroffene und Angehörige über die Beschwerden und das Krankheitsbild der Depression, den Verlauf, die Ursachen und die Behandlungsmöglichkeiten auf. Außerdem werden Selbsthilfemöglichkeiten vorgestellt. Der Ratgeber hilft dabei, die eigene Krankheit bzw. die Krankheit eines Angehörigen oder Freundes besser zu verstehen. Er eignet sich auch dazu, begleitend zu einer bereits laufenden Behandlung gelesen zu werden und damit die Therapie zu unterstützen.

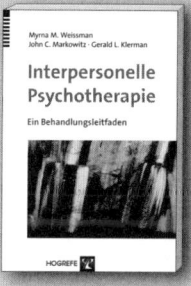

Myrna M. Weissman
John C. Markowitz
Gerald L. Klerman

Interpersonelle Psychotherapie

Ein Behandlungsleitfaden

Deutsche Bearbeitung herausgegeben und eingeleitet von Andreas Maercker.
2009, 205 Seiten,
€ 26,95 / sFr. 44,90
ISBN 978-3-8017-2193-0

Die Interpersonelle Psychotherapie (IPT) der Depression nach Klerman und Weissman hat sich im praktischen Einsatz international außerordentlich bewährt. Sie ist leicht zu erlernen und gehört zu den evidenzbasierten Psychotherapieverfahren. Der Leitfaden vermittelt kompakt und praxisorientiert, wie die IPT zur Behandlung von affektiven und nicht affektiven Störungen eingesetzt werden kann.

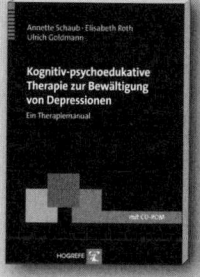

Annette Schaub
Elisabeth Roth · Ulrich Goldmann

Kognitiv-psychoedukative Therapie zur Bewältigung von Depressionen

Ein Therapiemanual

(Reihe: »Therapeutische Praxis«)
2006, XIII/156 Seiten, Großformat,
inkl. CD-ROM, € 39,95 / sFr. 64,–
ISBN 978-3-8017-1999-9

Der Band stellt kognitiv-psychoedukative Interventionen bei Patienten mit depressiven Störungen vor. Die Therapiebausteine umfassen die Psychoedukation über die Erkrankung sowie ihre psychotherapeutischen und psychopharmakologischen Behandlungsmöglichkeiten. Weitere Sitzungen beschäftigen sich mit dem Aufbau von Aktivitäten, dem Umgang mit Frühwarnzeichen und einem Krisenplan zur Rückfallprophylaxe. Alle Materialien, die in der Gruppen- und Einzeltherapie sowie zur Beratung der Angehörigen verwendet werden, können von der beiliegenden CD-ROM ausgedruckt werden.

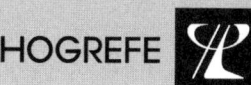

Hogrefe Verlag GmbH & Co. KG
Rohnsweg 25 · 37085 Göttingen · Tel: (0551) 49609-0 · Fax: -88
E-Mail: verlag@hogrefe.de · Internet: www.hogrefe.de

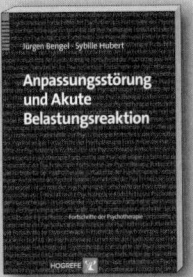

Jürgen Bengel · Sybille Hubert
Anpassungsstörung und Akute Belastungsreaktion
(Reihe:»Fortschritte der Psychotherapie«, Band 39)
2010, VI/113 Seiten,
€ 19,95 / sFr. 33,90
(Im Reihenabonnement
€ 15,95 / sFr. 26,80)
ISBN 978-3-8017-1622-6

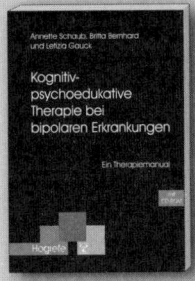

Annette Schaub · Britta Bernhard
Letizia Gauck
Kognitiv-psychoedukative Therapie bei bipolaren Erkrankungen
Ein Therapiemanual
(Reihe: »Therapeutische Praxis«)
2004, 186 Seiten,
Großformat, inkl. CD-ROM,
€ 39,95 / sFr. 69,90
ISBN 978-3-8017-1838-1

Der Band informiert praxisorientiert über die Diagnostik und Therapie von Anpassungsstörungen und akuten Belastungsreaktionen. Anpassungsstörungen äußern sich vor allem in depressiven und Angstsymptomen. Die diagnostische Abgrenzung zu Depressionen und Angststörungen ist entsprechend schwierig. Akute Belastungsreaktionen resultieren aus besonders schwerwiegenden Ereignissen und traumatischen Erfahrungen und treten häufig nach Notfällen und Unglücken auf. Der Band liefert eine Beschreibung der Störungen und informiert über therapeutische Maßnahmen.

Das Manual schildert praxisorientiert die Durchführung eines psychoedukativ-kognitiven Gruppenprogramms bei Patienten mit manisch-depressiven Störungen. Zahlreiche Arbeitsmaterialien, die zum sofortigen Gebrauch von der beiliegenden CD-ROM ausgedruckt werden können, erleichtern die Umsetzung der einzelnen Therapiebausteine.

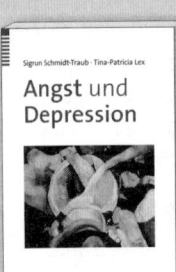

Sigrun Schmidt-Traub
Tina-Patricia Lex
Angst und Depression
Kognitive Verhaltenstherapie bei Angststörungen und unipolarer Depression
2005, 344 Seiten,
€ 29,95 / sFr. 52,50
ISBN 978-3-8017-1906-7

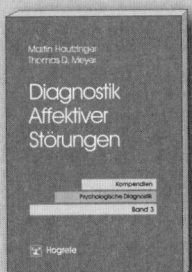

Martin Hautzinger
Thomas D. Meyer
Diagnostik Affektiver Störungen
(Reihe: »Kompendien Psychologische Diagnostik«, Band 3)
2002, 119 Seiten,
€ 19,95 / sFr. 33,90
ISBN 978-3-8017-1457-4

Zahlreiche Patienten leiden gleichzeitig unter Angststörungen und Depressionen. Ziel des Buches ist es, die präzise diagnostische Einschätzung und gezielte Behandlung von Angststörungen und Depressionen zu erleichtern. Störungsübergreifende therapeutische Bausteine werden ausführlich erläutert und durch störungsspezifische Vorgehensweisen ergänzt. Detailliert wird zudem auf die Therapeut-Patient-Beziehung als besonders wichtige therapeutische Wirkvariable eingegangen.

Das Buch bietet einen aktuellen Überblick zur Diagnostik depressiver und manischer Störungen und illustriert das diagnostische Vorgehen an konkreten Verfahren und Beispielen. Die Diagnostik affektiver Störungen erfordert immer ein Vorgehen auf mehreren Ebenen. Neben der Symptomatik müssen die Formen affektiver Störungen sowie spezifische Merkmale depressiver und manischer Auffälligkeiten berücksichtigt werden. Der Band erhebt nicht den Anspruch, alle nur möglichen Verfahren aufzulisten, sondern gezielt auszuwählen und so praxisrelevante diagnostische Methoden konkret und an Anwendungsbeispielen orientiert darzustellen.

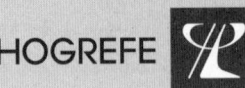

Hogrefe Verlag GmbH & Co. KG
Rohnsweg 25 · 37085 Göttingen · Tel: (0551) 49609-0 · Fax: -88
E-Mail: verlag@hogrefe.de · Internet: www.hogrefe.de